みんなで学ぶ
肛門外科診療

日帰り手術と
プライマリケア

大賀純一 著

DAY SURGERY & PRIMARY CARE

南江堂

まえがき　肛門外科へのいざないと日帰り手術

　医師，患者さんともに「肛門外科はその特殊性がゆえに避けて通りたい診療科」であることは周知の事実でしょう．それゆえ肛門疾患の罹患率は高いが命に関わるものでもなく，「羞恥心」や「痛みへの恐怖心」から受診をひかえて我慢している人が多いといわれています．そもそも食事中にタブーとされる「肛門やうんち」を扱うような診療科に進みたいと考える医学生がどれくらいいるでしょうか．加えて肛門外科を教育科目にしている大学は非常に少ないのが現状です．

　しかし，排泄行為というものは毎日行う食事のようなもので，人類には必須の行為なのです．そこにはたくさんの疾患が存在し，片手間で治療できるような疾患は多くありません．私自身，当初はバリバリの general surgeon を目指していたので，肛門外科が「必要枠」であることに気づくまでに時間を要しました．よって肛門専門施設で働く機会にも恵まれませんでした．しかし，幸いなことに開業後に多くの高名な先生方の診療や手術を見学する機会に恵まれました．そこで肛門診療の歴史や確立した理論を学ぶことで，改めて肛門外科学の偉人が積み重ねてきたことは本当に素晴らしいものだと感じました．また肛門外科はとても奥が深く，父子秘伝みたいなところもあり，習得するにはかなりの努力が必要です．さらに肛門専門施設も数が限られているため，独学にならざるをえないこともあります．

　しかしご心配には及びません．世の中には修行に行くことはできないが，肛門外科を習得しておきたいと考えている同志がたくさんいます．そのような先生方の目標への近道となるように本書を企画いたしました．

　本書は，よく診る肛門疾患に対する一般的な診療のコツを解説しつつ，特に「日帰り手術」に重点をおいて全体を構成しました．これからクリニックにおける外来で，日帰り手術まで行っていきたいと考えている先生方が安心して診療に打ち込むことができるように，可能な限り「わかりやすい」に重点をおいて解説しています．また「今さら聞けないあんなことやこんなこと」や「学術的にも臨床的にも判然としないこと」がなくなるように工夫したつもりです．本書を読み終えた後には，きっと新たな肛門診療の扉が開かれていることでしょう．

　どうぞ野心と誇りをもって前へ進んでください．そして，すでに肛門外科医となっている方だけでなく，肛門を診る機会のある先生やこれから肛門外科を専門としようとしている若いドクターまで幅広く肛門診療の理解を深めていただければ幸甚です．

　最後になりますが，私の病院研修を快く受け入れてくださった黒川彰夫先生（黒川梅田診療所），岩垂純一先生（岩垂純一診療所），小村憲一先生（小村肛門科医院），松島　誠先生（松島病院大腸肛門病センター），鈴木紳一郎先生（藤沢湘南台病院）をはじめ，これまでご指導くださった多くの先生方に心より感謝と敬意を表します．また，本書の企画を採用し，制作に至るまでご協力いただいた南江堂出版部の方々にも深く感謝申し上げます．

2025 年 2 月

宮崎そらの内視鏡クリニック 理事長

大賀純一

目　次

まえがき　肛門外科へのいざないと日帰り手術 ……………………………… iii

0．クリニックの診療と日帰り手術―本書の基本方針 ―――――――――――― **1**

Ⅰ．クリニックで行う診察・診断 ――――――――――――――――― **5**

1. 肛門部外来診療の基本－日帰り手術も意識して ――――――――――― 6
　A．肛門診療における考え方 …………………………………………………… 6
　B．肛門診療に必要な解剖 ……………………………………………………… 6
　C．肛門診療におけるデバイス ………………………………………………… 11

2. 肛門診察の基本的な流れ ――――――――――――――――――― 12
　A．問　診 ………………………………………………………………………… 12
　B．視診・指診（ジギタール） ………………………………………………… 13
　C．肛門鏡・直腸鏡診 …………………………………………………………… 13
　D．怒責診 ………………………………………………………………………… 14

3. ベッドサイドにおける診察の実際 ―――――――――――――――― 15
　A．視診・指診 …………………………………………………………………… 15
　B．肛門鏡・直腸鏡による観察と撮影 ………………………………………… 16

4. 診断とカルテへの記載，患者さんへの説明 ――――――――――――― 19
　A．ジギタール …………………………………………………………………… 19
　B．デジタル肛門・直腸鏡の所見 ……………………………………………… 21
　C．診断内容のカルテへの記載法 ……………………………………………… 22
　D．診断後の説明 ………………………………………………………………… 23

Ⅱ．肛門部の疾患・病態とプライマリケア ―――――――――――― **27**

1. 常時脱出性疾患 ――――――――――――――――――――――― 29
　A．Goligher 分類Ⅳ度脱出性内外痔核 ………………………………………… 29
　B．直腸粘膜脱 …………………………………………………………………… 30
　C．直腸脱 ………………………………………………………………………… 32
　D．見張りいぼ，皮垂などの余剰皮膚 ………………………………………… 33
　E．直腸粘膜脱症候群 …………………………………………………………… 34
　F．嵌頓痔核 ……………………………………………………………………… 35
　G．血栓性外痔核 ………………………………………………………………… 37

2. 怒責時脱出性疾患 ―――――――――――――――――――――― 39
　A．脱出性肛門ポリープ ………………………………………………………… 39
　B．Goligher 分類Ⅱ，Ⅲ度脱出性内痔核 …………………………………… 40
　C．直腸瘤 ………………………………………………………………………… 41

3. 疼痛性疾患 ――――――――――――――――――――――――― 42
　A．急性裂肛 ……………………………………………………………………… 42
　B．慢性裂肛 ……………………………………………………………………… 42
　C．嵌頓痔核・血栓性外痔核 …………………………………………………… 43
　D．肛門・直腸周囲膿瘍 ………………………………………………………… 44
　E．肛門上皮びらん ……………………………………………………………… 45
　F．硬性下痢，ヘルペスなどの疼痛を伴う性行為感染症（STD） ………… 46

4. 粘液もしくは便漏出性疾患 ——————————— 47
- A. 便失禁 ————————————————— 47
- B. 痔瘻 ————————————————— 49
- C. 直腸脱 ———————————————— 52

5. 肛門周囲皮膚疾患 ——————————————— 53
- A. 良性皮膚腫瘍 ————————————— 53
- B. 悪性皮膚腫瘍 ————————————— 56
- C. 肛門皮膚炎 —————————————— 57

6. その他の肛門部の疾患・症状 ——————————— 60
- A. 自己臭症，肛門神経症 ————————— 60
- B. 神経因性骨盤臓器症候群 ———————— 60
- C. 機能性直腸肛門痛 ——————————— 61

Ⅲ. 肛門部の治療—日帰り手術を中心に ————————— **65**

1. 治療法の選択と保存的療法 ——————————— 66
- A. 治療法選択の基本的な考え方 —————— 66
- B. 保存的療法 —————————————— 66
  - B-1 全大腸内視鏡検査（TCS）と排便コントロール ———— 66
  - B-2 痔疾用薬物治療 —————————— 70

2. 半手術療法 ———————————————————— 74
- A. ゴム輪結紮療法 ———————————— 74
- B. 硬化療法 —————————————— 74
  - B-1 5％フェノールアーモンドオイル（パオスクレー®）療法 — 74
  - B-2 ALTA（ジオン®注）療法 —————— 74
  - B-3 ポリドカノール ————————— 81
- C. 焼灼治療 —————————————— 81

3. 手術の術前準備と基本的な手技 ————————— 82
- A. 術前シート —————————————— 82
- B. 切開と縫合について —————————— 83

4. 主な術式 ————————————————————— 86
- A. 結紮切除術（LE） ——————————— 86
- B. 血栓除去術（血栓性外痔核） ————— 89
- C. 痔瘻根治術 —————————————— 90
- D. 肛門狭窄手術 ————————————— 92
- E. 直腸脱の手術 ————————————— 93
- F. 直腸粘膜脱形成手術 —————————— 97

Ⅳ. 日帰り手術の術前検査と麻酔・術中管理 ——————— **101**

1. 肛門科における麻酔の基本 ——————————— 102
- A. 術前検査 —————————————— 102
- B. 肛門外科で実際に行うことの多い麻酔 —— 103
- C. 向精神薬と自律神経作用薬：麻酔科の復習① —— 105
- D. 全身麻酔：麻酔科の復習② ——————— 109
- E. 術中管理 —————————————— 111

2. 術前処置と麻酔の説明 ————————————— 116
- A. 手術前日についての説明 ———————— 116
- B. 前処置による副作用についての説明 —— 116
- C. 手術当日についての説明 ———————— 117

D.	手術の同意を撤回する場合についての説明	117
E.	麻酔についての説明	117
F.	術前処置の省略法	118

3. 妊婦，授乳婦，小児，アスリートへの処方 —— 119
A.	妊　婦	119
B.	授乳婦	120
C.	乳児を含む小児	120
D.	アスリート	121

Ⅴ． 日帰り手術後の肛門診察 —— 123
1. 外科手術後 —— 124
2. ALTA 単独療法後 —— 125

Ⅵ． 日帰り手術後に気を付けるべきこと —— 127
1. 術後 Q & A —— 128
2. 排便ケアと排便コントロール —— 131
A.	腸内環境をよい状態に保つ	131
B.	排便習慣をよい状態に保つ	132
C.	適切な排便コントロール薬の内服を継続する	133
D.	腸内環境と活性生菌製剤	134

3. 帰宅基準と万が一の備え —— 136
A.	帰宅基準	136
B.	万が一の備え	136

付録　よくある患者さんからの質問 —— 139

あとがき　肛門外科の「守破離」 —— 147

索　引 —— 148

コラム　私の肛門外科修行
①アメリカ人の巨大な嵌頓痔核！	4
②肛門科専門外来を担当―日帰り手術の発想	26
③肛門科クリニックを開業―こんなにわからないことが	63
④麻酔科の必要枠―クリニックでの手術の必須知識	100
⑤匠のワザを盗む―専門施設見学の極意	122
⑥専門施設を見学するには―電話でチャレンジも	126
⑦日帰り手術の環境づくり―信頼関係をつくるために	138

参考動画【動画共通パスワード：239568】
①診察室配置とデジタル肛門鏡による診察の様子	11
②仙骨硬膜外麻酔（診察時の疼痛対策）	16
③挙筋不全の収縮時・怒責時	47
④ALTA 療法の注射	75
⑤炭酸ガスレーザーの使用	85
⑥肛門表面麻酔	89
⑦仙骨硬膜外麻酔（手術前，腹臥位）	103

0

クリニックの診療と日帰り手術

本書の基本方針

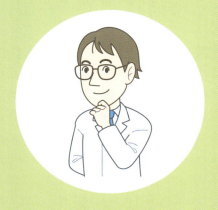

1. 肛門外科の専門医・専門病院の状況

2018年に日本臨床肛門病学会が，日本大腸肛門病学会専門医について内訳を明らかにいたしました．それによると，すべての領域の専門医1,782名のうち肛門病専門医であるカテゴリーのⅡbは357名（20％）しかおらず，専門医の不足がうかがえます．その一方で，肛門外科標榜施設は全国で4,450施設もあります．これらから，専門医ではない先生方が肛門診療のプライマリケアを支えていることが推測されます．

また，肛門専門病院は全国に13施設しかなく（2022年現在），多くても年間数十名程度しか修練できません．この状況は2025年現在でも大きくは変わっていないはずです．以上より，独学と専門施設の見学などで肛門診療の技術を習得せざるをえない先生が数多く存在しているというのが肛門診療における現在の状況です．

本書はそのような形で，日頃クリニックで肛門診療にあたられている先生方のためのテキスト・マニュアルとして，私自身の他施設での研修と日帰り手術経験から解説しています．

2. 日本における肛門外科日帰り手術

肛門外科の day surgery については今から20年以上前の1999年に日本大腸肛門病学会誌でも特集が組まれるほど注目されていました．当時は欧米にならい他分野でも day surgery が推奨され始めていましたが，本邦は欧米と比べて日帰り治療に対して環境整備がなされておらず，安易な日帰り手術に警鐘を鳴らしていました[1-7]．しかし，現在では肛門外科もかなりオープンとなり，学会や研究会で切磋琢磨できる環境が作られています．そのおかげで技量や後方支援病院の問題は徐々にクリアされつつあります．実際に2024年刊行の日本臨床肛門病学会雑誌においても肛門日帰り手術の実態について，日本臨床肛門病学会認定医を対象としたアンケート調査の結果が発表されており[8]，半数以上で開業後に日帰り手術を始めていました．

加えて，2022年度診療報酬改定において，内痔核硬化療法や肛門良性腫瘍，肛門ポリープ，尖圭コンジローマ切除の日帰り治療に対して短期滞在手術等基本料の算定が認められ（2024年度も同じ），日本国内においても日帰り治療推奨の傾向にあります．また，入院施設のある専門病院でも日帰り手術も並行して行われるようになってきています．

3. 入院施設のある病院とクリニックにおける診療方針の違い

まず最初におさえなければいけない点ですが，入院を前提とした手術とクリニックにおける日帰り手術では，かなり治療方針のフォーカスが変わってくるということです．つまり，病床を有する病院は周術期管理や時間外対応が可能となるため，たとえ合併症を併発したとしても何かしらの処置が可能となり患者さんに安心感を与えることができます．一方，クリニックレベルの日帰り手術ではそうした対応ができないため，患者さんに日帰り手術の代償としてある程度の不安感を強いることになるでしょう．その不安感を払拭するために，日帰り手術を行う肛門外科医は入院手術，処置とは少し治療のフォーカスを変えなければいけないのです．

たとえば，日帰り手術では結紮切除術を行う際にも，ほぼ100％で後出血をきたさないように行う必要があります．そのような観点においては入院治療よりも何倍もナーバスに

治療を行わないといけないため，日帰り手術可能な診療レベルであれば，必然的に入院レベルにも対応可能であると考えます．

　当然ながら，日帰り治療であっても手術環境は入院施設と同等になるようにしましょう．つまり，器具やデバイスはしっかり揃えておく必要があります．もちろん，ジャックナイフ体位が可能な手術台や無影灯はいうまでもないでしょう．

4．日帰り手術実施の判断

　筆者は本書の解説で，多くの疾患・症例で日帰り手術が可能として記載し，また普段から実施しております．また，患者さんが手術対象の疾患の可能性が高いと思った段階から「どのようにして日帰り手術ができるか」という戦略を考えながら診療にあたっています．

　一方，本書の読者には「修行中」の方もおられるでしょうし，普段から「一定の難易度以上の症例は近隣の入院施設のある病院に紹介」などという方針をとられている先生もおられるかもしれません．併存疾患などにより，自身のクリニックでの手術を迷うようなケースもあろうと思います．一人暮らしであるなどという患者さんの生活環境も確認しておくべきです[9]．

　クリニックで日帰り手術を実施するか，入院施設に紹介すべきかの判断は，一定の基準で線引きができるものではありません．実施にあたっては，疾患の重症度や患者さんの状況（年齢・併存疾患の有無や程度など），それぞれのクリニックのおかれた環境・条件等を総合的に考えて判断されるべきものと考えています．

文　献
1) 岩垂純一：はじめに―特集の目的．日本大腸肛門病会誌 **52**：1027-1029，1999
2) 辻　順行，黒水丈次，豊原敏光：当院における Day Surgery の実際と問題点．日本大腸肛門病会誌 **52**：1030-1037，1999
3) 松田保秀，佐藤滋美，平野敬太郎ほか：Day Surgery の実際と，その功罪．日本大腸肛門病会誌 **52**：1045-1050，1999
4) 黒川彰夫，木附公介，黒川幸夫ほか：Day Surgery に対応できる古典的療法．日本大腸肛門病会誌 **52**：1051-1056，1999
5) 松田直樹：Day Surgery の実際とその功罪．日本大腸肛門病会誌 **52**：1038-1044，1999
6) 高野正博：おわりに―健康保険制度などの立場から．日本大腸肛門病会誌 **52**：1057-1058，1999
7) 五島雄一郎：DRG/PPS について．日本未病システム学会雑誌 **4**(2)：7-9，1998
8) 浅野道雄ほか：我が国における肛門日帰り手術の実態～日本臨床肛門病学会認定医に対するアンケート結果～．日本臨床肛門病学会雑誌 **7**：43-52，2024
9) 東　光邦：痔の日帰り手術って…？市民のみなさまへ．日本大腸肛門病学会ホームページ〔http://www.coloproctology.gr.jp/modules/citizen/index.php?content_id=25〕（最終確認：2024 年 10 月 31 日）

アメリカ人の巨大な嵌頓痔核！　私の肛門外科修行①

　私が32歳のころ，フロリダ病院のICUでtransporterとして勤務していたときのことです．ある日，ナースたちが患者さんのベッドサイドでざわついていたので様子を見に行くと，大柄なアメリカ人の患者さんが側臥位で「Ouch!!」と叫んでいました．見ると，肛門には見たこともないほど大きな嵌頓痔核がありました．近くにいた整形外科の医師が力強く押し込んで整復していましたが，あれほどの規格外の嵌頓痔核は未だに日本では見たことがありません．

　また，アメリカでは欧米人の創傷治癒の速さにも驚かされました．欧米人は日本人よりはるかに速く傷が治り，かつ傷跡もあまり残らないのです．外国人と日本人との創傷治癒の違いは海外での外科治療経験が豊富な先生にはよく知られているようです[1]．

　この経験から，「体の作りが根本的に違う」ということを実感しました．日本では，欧米に比べてデイサージャリーの導入が遅れているといわれますが，私は体の特性が異なるため，やむをえないと考えています．

　では，この私がなぜ，肛門外科の日帰り手術の本を書くようになったのでしょうか（p26に続く）．

文　献
1) NPO法人創傷治癒センター：海外でのけが・治療．〔https://www.woundhealing-center.jp/faq/141_kaigai/〕（最終確認：2024年10月31日）

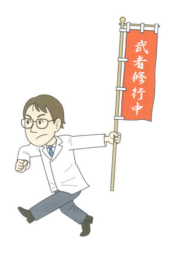

Ⅰ

クリニックで行う診察・診断

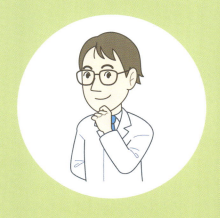

1 肛門部外来診療の基本
日帰り手術も意識して

A 肛門診療における考え方

　クリニックの肛門外科医が外来診療を行ううえで常に念頭に置いておくべきことがあります.

①肛門疾患の治療だけでなく痛みや排便障害をなくし，いかに患者さんに寄り添うかということ

　たとえば肛門痛を主訴に来院している患者さんに，診察でさらに痛い思いをさせてしまっては本末転倒になります. そのようなときは適切な麻酔下に診察するなどの配慮が必要となります. また肛門疾患だけを治療するのではなく，排便障害などの根本的な原因を同時に治療するように心掛けましょう.

②病床がなくてもやっていける技術を身につけること

　有事のために後方支援病院と普段より密に連携を取っておくことは大切ですが，あまり頼りすぎても日帰り手術の意味をなさなくなります. 基幹病院は情報交換の場として活用させてもらい，なるべく自院の患者が他院にお世話になることがないような技術を身につけましょう.

③術後は No Bleeding, No Swelling, No Pain を常に心掛けておくこと

　手術後にたびたび患者から病院携帯へ連絡があったりすると医師サイドとしても疲弊の原因になりますし，患者サイドとしても安心できません. よって，手術は二重三重に「完璧」で終わらせなければなりませんし，術後疼痛対策も万全にしておく必要があります.

　この3つの考え方を基本理念として勉強していくとよいでしょう.

B 肛門診療に必要な解剖

　いくら最善の方法で診察しても，診察対象の大まかな「つくり」を理解しておかなければ正確な診断にはつながりません. 多くの肛門科初心者がここで「？」となり，それ以上入り込むのをためらってしまうことがあります. それが解剖です. 肛門を含めた骨盤内臓器は他臓器には珍しい全周360°の構造物であるため，二次元ではなかなか表現しにくいのです. また，他の外科手術のように全体像すべてを見ることが難しく，クッキリと肉眼で見えない部分もあります. 結果として解剖全体が「ほんやりとした理解」となってしまいがちです.

　書籍ではよく以下のような図を見かけます（図1〜3，本書でもですが）. これらは全周

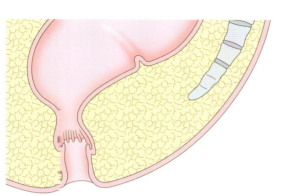

図1 肛門管・直腸の矢状断

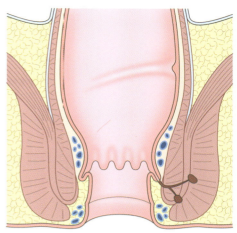

図2 肛門管・直腸の冠状断

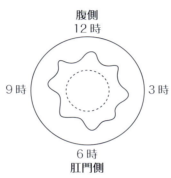

図3 肛門の正面図（いわゆる「肛門時計」）

360°の肛門のほんの一部の断面，図面です．正面図に至っては歯状線が見えてしまっており（たとえ見えたとしても，ラインとして確認できるのは歯状線ではなくHerrmann線です），通常の肛門の正面図ではなくなっています．この一断面のみを全周に当てはめて考えるとわかりにくくなり混乱します．

ではどう理解すべきなのか？というと，肛門管は頭の中で「自分なりの三次元構築」をしておくことが大切です．何が正しいとか正しくないとかは問題ではありません．自分なりの解釈で，重要なことはその構築が頭の中で完成されているかということです．

たとえば，著者は以下のようにイメージして考えています（正常な肛門管，その周囲組織におけるイメージです）．

著者の考え：肛門周囲にはさまざまな名前のついた筋肉が存在しますが，ここでは簡単に①内肛門括約筋と②外肛門括約筋の2つに分けます．

そして混乱の元である"potential space"も理解しておきましょう（後述）．

1. 内肛門括約筋（図4）

　これは「内側」肛門括約筋と言ったほうがわかりやすいかもしれません．肛門管の最も「内側」にある筋肉だからです（厳密にいうと肛門粘膜下筋が最も内側[1]）．内肛門括約筋は大腸からそのまま肛門管に降りてきて肛門縁まで到達する肥大した筋肉です．そうです，いわゆる「内輪・外縦」の層構造をした大腸を動かす筋肉なのです．内側の内輪筋が内肛門括約筋で，外縦の筋肉が連合縦走筋となり内肛門括約筋の外側を薄く走ります．縦走連合筋は筋群を貫いて痔核と呼ばれる血管を覆う薄い膜や線維となり皮膚に到達します．

　そして内肛門括約筋や連合縦走筋は，円筒形で肛門管におけるクッションの役割を担い，便漏れの防止やサンプリング機能（直腸内に貯留したものが，空気なのか液体なのかを判別する機能）の補助をします．また自律神経の刺激で常に軽く収縮しています[2]．ちなみに筋間痔瘻はこの内肛門括約筋と連合縦走筋の間を頭側や尾側に斜走します[3]．

2. 外肛門括約筋（図4）

　こちらは「外側」肛門括約筋といったほうがわかりやすいと思います．文字どおり，内肛門括約筋の「外側」に存在する筋群です．横紋筋で体性神経支配（下直腸神経，陰部神経）です[4]．

　形状で言うと「しいたけ」のようなイメージを頭に浮かべてください．「傘」の部分が肛門挙筋といわれ，仙骨から恥骨にかけて後方に突出した半円形状で肛門管上縁を形成しています．肛門挙筋はその始まりや付着部によって，"恥骨"直腸筋，"恥骨""尾骨"筋だったり，"腸骨""尾骨"筋という名前だったりしますが，それらすべてが重なるようにして肛門挙筋という「傘」の部分を形成します．「柄」の部分が狭義の外肛門括約筋で，根っこの部分から「皮下外肛門括約筋」「浅外肛門括約筋」「深外肛門括約筋」といわれています．しかし明確な境界線があるわけではなく，すべて肛門挙筋とつながっています．よって，「しいたけ」一塊で広義の外肛門括約筋＋肛門挙筋と考えても支障はないのです．

　そしてこの「柄」の部分は長すぎても短すぎてもよくありません．長すぎると，外肛門括約筋の肥厚により排便障害の原因となり，裂肛をきたします．双指診で肛門管が認知できないくらい短く，上下に動く場合は骨盤底筋不全となり，直腸脱や便失禁の原因となってしまいます．よって，後方の双指診にて上下に動くことなく，指が「コ」の字になる程度が正常です（p20参照）．また唯一，外部から触知できる境界線として，括約筋間溝があります．これはよく外口の肛門縁と混同されますが，浅外肛門括約筋と内肛門括約筋の間の溝になります．痔核手術の際はこの2つの筋肉を損傷しないように，逆に言えばこれらの筋肉以外を切除するようにすれば，痔核切除は出血も少なくきれいに行えます．

　また，この溝を抜けてきた連合縦走筋は薄く3方向に外肛門括約筋表面に広がり横中隔と呼ばれています（図4c）．よく血栓性外痔核を切除したときに絡みついてくる膜は連合縦走筋の筋線維なのです．

3. potential space

　potential spaceとは，明らかな空間ではないが，血管やリンパ管，神経などが結合組織とともに詰め込まれた隙間で，周囲から圧を受けると増大し空間のようになりますが，正

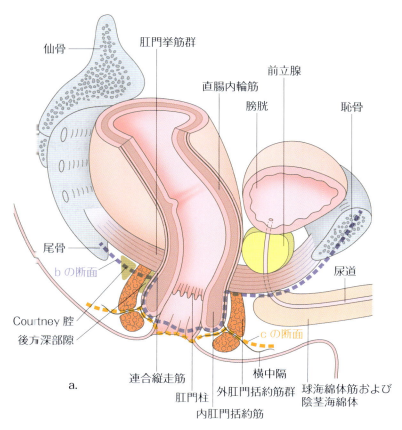
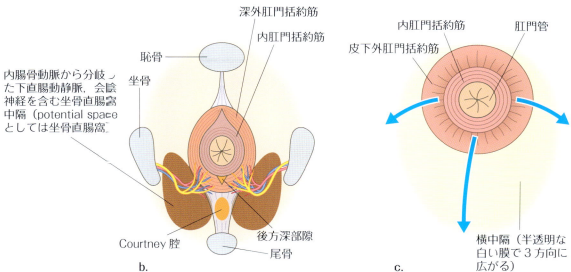

図4 骨盤底の模型イメージ
a：全体像，b：肛門正面からみた深部断面，c：肛門正面からみた浅部断面

常では構造物に挟まれた「疎」なスペースですので，画像診断で指摘されるのはまれです．その普段は指摘されない隙間が肛門周囲（特に肛門後方，いわゆる背側）にも存在します．それが後方深部隙，Courtney 腔，坐骨直腸窩です（図4b）．肛門後方の内肛門括約筋と外肛門括約筋間深部に存在するのが後方深部隙で，深外肛門括約筋のさらに外側に Courtney 腔があります．いずれも正常な状態では閉鎖空間ですので，CT などの検査で認識はできません．また「しいたけ」傘後方の肛門挙筋下には左右に広がる坐骨直腸窩が存在します．坐骨直腸窩の中に陰部神経，下直腸動静脈が左右仙骨および内腸骨動静脈から分岐し肛門管に向かって後側方から走行します．この脈管を包んでいる結合組織の膜が存在し坐骨直腸窩中隔と呼ばれています[3]．そして坐骨直腸窩中隔の頭側が高位坐骨直腸窩，尾側が低位坐骨直腸窩になります．この解剖学的構造は痔瘻治療で非常に重要になってくるので，しっかり頭の中で三次元構築しておきましょう．

ここまでが大まかな作りです．頭に骨盤底の模型（図4）はイメージできたでしょうか？

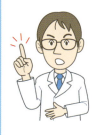

Parks 靱帯

直腸粘膜と肛門上皮が外部にずり落ちないように靱帯が存在します．そのような支持組織を総称して mucosal suspensory ligament もしくは Treitz muscle と呼びます[5]．そのうち，歯状線に存在するしっかりしたものが Parks 靱帯です．Parks 靱帯と Treitz muscle の区別に注意しましょう[5]．

この靱帯は器官形成期に外胚葉と内胚葉が融合した際に形成されたものと考えられています[6]．この靱帯系が破綻してしまうと，直腸粘膜と肛門上皮がずり落ちてしまうので，痔核の有無にかかわらず「脱肛」と呼ばれます．この支持組織の破綻に関係なく，直腸が腸重積状態になってしまうのが直腸脱です．

C 肛門診療におけるデバイス

　診察に現在でも高名な先生方が考案された筒型肛門鏡や肛門開創器，処置用肛門鏡（二枚貝やストランゲなど），プラスチック直腸鏡を用いてライトを照らしながら観察，診断しています．以前の蛍光ライトは少し黄色みを帯びており，非常に観察しにくかったと記憶しています．しかし近年，さまざまなデバイスが出現しています．まず2007年に荒川製作所からデジタルアノスコープが開発され，病変を肉眼ではなくデジタル画面で観察できるようになりました．ただし，当時は非常に高価であり，急速に普及というわけにはいきませんでした．その後2009年にLED肛門鏡グリップも登場し，肉眼的にも鮮明に観察できるようになってきました．そしてついに2015年にデジタルアノスコープUSBタイプが開発され，より軽量でコストパフォーマンスもよく，患者さんと画像を共有できるようになったのです．画像システムに患部の写真を入れることにより，実際に患者さんに疾患を見せながら説明することが可能になりました（図5，6，★動画1：診察室配置とデジタル肛門鏡による診察の様子）．

　このようにして，肛門診察のためのデバイスは着実に進歩してきました．それに伴って診断方法も再検討し，進化していく必要性があるでしょう．診察の段階でも患者さんを置き去りにしないことが非常に大切です．

動画1

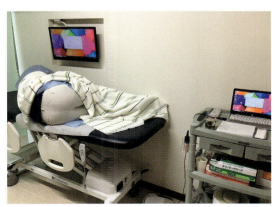

図5　筆者のクリニックの診察風景
患者さんがリアルタイムで患部を見ることが可能です．

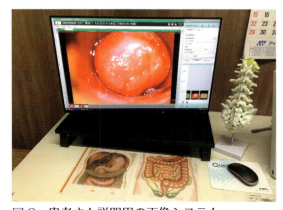

図6　患者さん説明用の画像システム

2 | 肛門診察の基本的な流れ

　診察は　①問診→②視診・指診（ジギタール）→③肛門鏡・直腸鏡診→④怒責診の順に行っていきますが，直腸・肛門鏡診以外は現在も昔ながらの方法で行われています．

　筆者のクリニックでは医師 1 名，看護師 1 名で診察を行っています．

A 問 診

　主訴に関しては患者自身からの申告があるため，肛門痛，出血，脱出，患部の場所を細かく聞いていきます．肛門痛のスケールは VAS（visual analogue scale）を用いて行い，出血があれば，いつ，どの程度，色について聞きます．脱出は排便時なのか常時なのか，排便時であれば Goligher 分類（表 1，日本では米国英語の"ゴリガー分類"とされますが，本来は英国の先生なので"ゴライガー分類"が正確な呼び名であると思われます）でどの程度なのかを問診し，以下のように記述します．

> カルテ記載例
> 肛門痛 VAS 4〜5，出血なし，排便時脱出 G3，肛門左側にしこり
> （G3：Goligher 分類Ⅲ度）

ここまでは看護師に事前問診してもらっていてもかまいません．

表 1　Goligher 分類

Grade	内痔核の脱出
Ⅰ	排便時に肛門管内で痔核が膨隆するが，脱出しない
Ⅱ	排便時に肛門外に脱出するが，排便が終わると自然に還納する
Ⅲ	排便時に脱出し，用手的な還納が必要である
Ⅳ	常に肛門外に脱出し，還納が不可能である

B 視診・指診（ジギタール）

以下のことを頭に浮かべながら診ていきます．
①肛門痛の度合い（診察可能かどうか）
②肛門周囲の硬結，皮膚病変のチェック
③肛門狭窄のチェック
④直腸粘膜および肛門上皮の硬結チェック
⑤双指診での坐骨直腸窩および肛門上皮下の硬結および骨盤底の固定チェック（肛門挙筋がどの程度動くかで骨盤底筋不全を診断）

C 肛門鏡・直腸鏡診

当院ではプラスチック製筒型肛門鏡をデジタル肛門鏡に装着して使用し，以下の項目をチェックしています（図7）．
①直腸粘膜の異常をチェック
②hemorrhoid shrinking sign（HSS，p18およびp21参照）のチェック[7,8]
③随伴する病変のチェック
④肛門周囲の皮膚病変のチェック

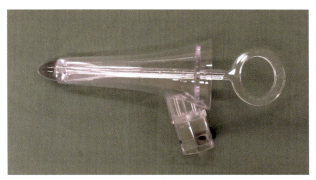

図7 当院で使用しているプラスチック肛門鏡

D 怒責診

　直腸粘膜脱や直腸脱が疑われるときに行うのが怒責診です．吸角を使用したり，トイレで怒責してもらい写真撮影をする場合もありますが，当院では直腸鏡を挿入し，大ガーゼを奥まで入れて直腸鏡のみ取り外し，息んでもらいながらゆっくりガーゼを引き抜きます．そうすることでガーゼが疑似便のようになり，排便時を再現できます．最近では，スマートフォンで自撮りしてくる患者さんもいます．

3 ベッドサイドにおける診察の実際

　日帰り肛門診療では診察が完璧に行えないと先へ進むことができません．ここでは実際の肛門診察をクリアカットに説明します．大切なことは患者さんに痛みを感じさせないことです．診察で痛みが強いと診察のトラウマが残ります．

A　視診・指診

1. 体位について

　Sims 体位で診察します．左右どちらに頭側を持ってくるかは診察者のやりやすいほうでかまわないでしょう（図8）．右手で処置をするのに慣れている医師は術中に左手で双指診をするので右側臥位（患者さんの頭が診察者の右側）で診察する施設が多いようです．また多発病変の際，左手でジギタールしながら同時に右手でイラストが描けるので都合がよいというのもあります．ただ，通常の病院では外科医の特性上，術者が患者の右側に立つというのが一般的ですので，肛門専門病院以外で診察をする場合に備えて左側臥位に慣れておくのもいいかもしれません．

　現在では，電子カルテがほとんどですので，左側臥位でもまったく支障はありません．本書では左側臥位での診察を例にしていきます．

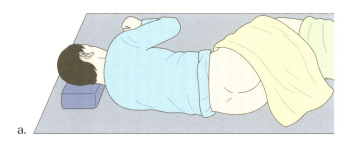

a.

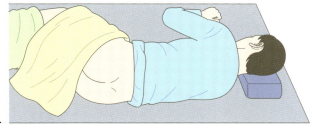

b.

図8　左側臥位（a），右側臥位（b）どちらでもOK

2. ベッドへの案内〜診察開始

　まずは看護師に患者さんをベッドの上まで案内してもらい，肛門が見える位置までパンツを下げ，その上にブランケットを掛けてからSims体位をとってもらった状態からのスタートです．ブランケットを上げる前に「大変お待たせしました〜．それでは見ていきますね〜」と言いながら右手に手袋をはめます．この語尾の「〜」が意外に大切です．語尾を優しく伸ばすことで患者さんにプチ安心感を与えることができます．

3. 視　診

　ブランケットをゆっくり上げて「ゆっくり触っていきますね」と言って右臀裂をゆっくり左親指で握るように持ち上げ軽く視診を行います．肛門周囲膿瘍などの感染性疾患がある場合はこのとき既に疼痛を訴えます．

4. ジギタール（指診）

　看護師から右手示指にゼリーを付けてもらいます．左肛門管外皮膚にゆっくりゼリーを塗布し，次第に肛門管内にゼリーを挿入していきます．この際，「お口を開けて，ゆっくり深呼吸してて下さいね〜」と言いながら，要所で「今，痛みはないですか〜？」と聞いておきます．痛みがなければ，ジギタールを続けて行います．この時点で疼痛が強い場合は即座にジギタールを中止し，仙骨硬膜外麻酔（caudal epidural anesthesia）下に診察を行います（★動画２：仙骨硬膜外麻酔〔診察時の疼痛対策〕）．p20も参照してください．

動画２

5. 肛門管の方向を確認

　ジギタール後はゆっくり指を肛門管から抜き，同時に肛門鏡挿入の準備段階として肛門管の方向をチェックしておきます．

　ここまでが触診です．次に肛門鏡・直腸鏡です．

B　肛門鏡・直腸鏡による観察と撮影

1. 肛門鏡・直腸鏡の準備

　肛門鏡と直腸鏡の名称の違いは観察対象によって変わります．つまり，肛門のみを観察すれば肛門鏡，直腸まで観察すれば直腸鏡と呼ばれます．

　右手の手袋をゴミ箱に捨て，デジタルアノスコープを手渡してもらいます．

　次にスコープに不備がないか確認し，先端にゼリーを塗布します．

2. アノスコープの挿入

　先ほどと同様に，左手で右臀裂を持ち上げ「それでは，中を見ていきますね〜」と言いながら触診で確認した方向にゆっくりアノスコープを挿入していきます．この際，前方いわゆる陰部がある方向を12時とした場合，ハンドルは3時方向を向いており（図9），右臀裂の持ち上げは看護師に代わってもらいます．

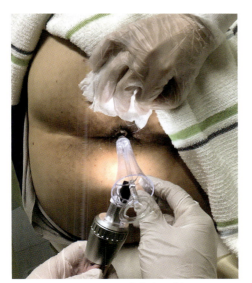
図9　ハンドルは3時方向で挿入

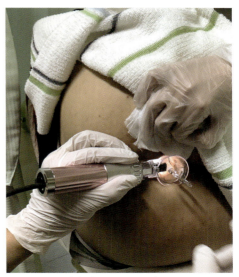
図10　6時方向に1/4回転

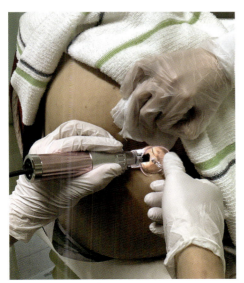
図11　内筒を抜く

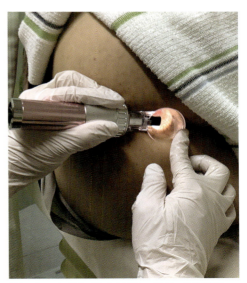
図12　人差し指を外筒に添えて微調整

3. 観察の開始

　肛門管内に肛門鏡が入ったらハンドルを6時方向に4分の1周時計回りに回転させ（図10），左手で固定します．そして内筒を抜いて観察に入ります（図11）．プラスチック肛門鏡の固定や微調整は外枠を右手で押さえることで行います（図12）．

4. アノスコープによる観察①

　直腸の中心と画面の中央が一致するように角度を調節しながらプラスチック肛門鏡を抜いていきます．便汁などがあるときは四つ切りガーゼを鑷子で筒型直腸鏡に挿入し拭き上げておきます．

5. アノスコープによる観察②

滑って抜けたりしないように右手で筒を支え，右手の小指を患者の左臀裂に添えておきます．時折押し引きを繰り返し，病変部位をわかりやすくします．

6. デジタルアノスコープによる撮影

アノスコープを抜去しながら観察し，便汁や汚れなどを拭き取った状態で写真は直腸で1枚（図13），痔核縮小サイン（HSS, p21参照）確認で1枚（図14），ヘルマンズライン（Herrmann 線）で1枚（図15），肛門管上皮で1枚（図16），皮膚で1枚（図17）は最低限撮影します．

以上の手順を必ず愛護的に行います．

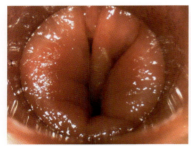

図13 アノスコープによる直腸画像

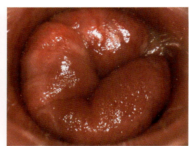

図14 アノスコープによるHSS確認画像

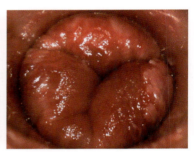

図15 アノスコープによるヘルマンズライン画像

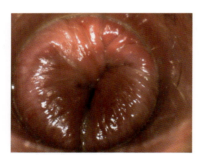

図16 アノスコープによる肛門管上皮画像

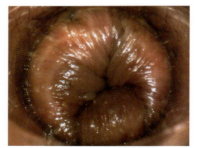

図17 アノスコープによる皮膚画像

4 診断とカルテへの記載，患者さんへの説明

A ジギタール

　前述の解剖理解（p7 以下参照）をしっかり確立させたうえで行います．ジギタールでは肛門管から直腸粘膜までを触診します．肛門の前方に硬く触れるのは恥骨（恥骨は以外に太くて大きい）で，その触れている間には男性では恥骨側から陰茎・尿道，交差する肛門挙筋，直腸粘膜，検者の指となります（図 18）．女性では，恥骨側から尿道，腟，交差する肛門挙筋，直腸粘膜，検者の指となります（図 19）．

　口側にいくと前立腺や子宮などがありますが，そこは省きます．これは師範クラスの肛門外科医や泌尿器科，婦人科の先生からすると「それは違う！」と言われるかもしれませんが，クリニックで行う肛門診療で専門的な指診まで求めるのは実際には難しく，ここまででよいと割り切ることも必要でしょう．まずは肛門外科の守備範囲を自分の頭の中でスッキリさせることを優先すべきと考えています．ちなみに肛門縁から腟や陰茎までの皮膚線条を会陰縫線と呼び，肛門襞とつながりますが，これは手術の際に切除しても問題はありません（図 20）．

　次に，前方から左右に双指診をしながら後方に向かって指を回していくと，徐々に示指がアーチ状になり肛門後方の直腸膨大部，つまり扇状の肛門挙筋と直腸粘膜を示指の腹側で触れることになります（図 21）．この際に後方で双指診をすると，尾骨，坐骨と筒状の外肛門括約筋の間に柔らかい坐骨直腸窩（正中の potential space は Courtney 腔と呼ばれます）を触れます．左右と前方には双指診で触ることのできる空間がほとんどないので，尾骨と円筒状の外肛門括約筋の間に柔らかい坐骨直腸窩が存在するのはわかりやすいと思います（図 4 参照）．また坐骨直腸窩を左右に分ける索状物が触れる人もいるので，痔瘻と勘違いしないように注意が必要です．

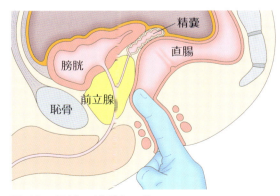

図 18　男性のジギタール

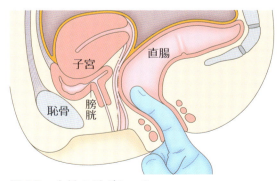

図 19　女性のジギタール

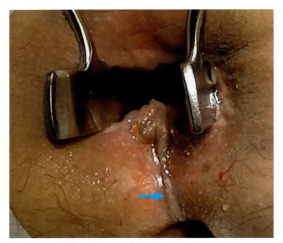
図20 皮垂へとつながる会陰縫線

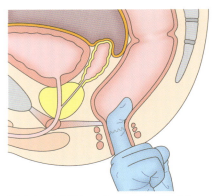
図21 ジギタールの方法（後方）
後方では指はアーチ状になる．

　実際にはジギタールで以下のような直腸肛門病態を診断していきます．

1. 肛門狭窄

　「1横指が入るかどうか」が肝です．このやり方については診察者によって指の太さが違うことでよく物議を醸しますが，あくまで自分の基準がしっかりしていれば大丈夫です．学会発表などの際に基準が必要なときは肛門径測定ゲージを常備しておけばよいでしょう．次の2つのパターンに分かれます．

①1横指が入るときは触診を行い，内部の硬結などをチェックする．直腸鏡が入れば診断を行う．直腸鏡が入らないときは全大腸内視鏡検査後に仙骨硬膜外麻酔下に診断と治療を行う．

②1横指が入らないときは仙骨硬膜外麻酔下に診断＆治療を行う．

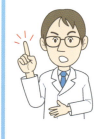

仙骨硬膜外麻酔下の診断＆治療とは？

　仙骨硬膜外麻酔下に鎮痛，筋弛緩が効いた状態で肛門内部の観察を行います．狭窄が高度の場合は内部観察ができないため，その旨を患者さんにインフォームド・コンセントを行い，同日同意が得られれば，治療を兼ねて狭窄解除を行い内部観察のうえ，診断をします．抗凝固薬内服中の方は適応外ですので，その際は局所麻酔（等浸透圧麻酔薬使用）で行います．
　硬膜外への麻酔ですので，緊急時以外はしっかり術前検査を行い，全身状態をチェックしておきましょう（麻酔についてはIV章参照）．

2. 肛門管・肛門周囲の硬結，皮膚病変

　硬結は肛門ポリープ，慢性裂肛，痔瘻，血栓などを疑います．皮膚病変は肛門掻痒症，皮膚炎，白癬が大半であるため対症療法（抗アレルギー薬内服，ステロイド軟膏やオイラックス軟膏）で治癒する場合がほとんどですが，難治性の場合は皮膚科へ紹介します．

3. 直腸周囲の硬結

肛門挙筋周匝や仙骨前面などに硬結がないかチェックします．硬結があれば粘膜下腫瘍や直腸ポリープ，深在性囊胞性大腸炎，神経因性骨盤臓器症候群などを疑います．

4. 肛門挙筋の可動性

双指診で骨盤底の固定をチェックします．肛門挙筋が薄く，下垂していたりすると大きく上下に動くため，骨盤底筋不全を疑います．

B デジタル肛門・直腸鏡の所見

1. 直腸粘膜の異常

粘膜粗造や点状出血がないか，あれば潰瘍性大腸炎などの炎症性腸疾患（IBD），放射線直腸炎などを疑います．

2. 痔核縮小サイン（HSS）の確認

内痔核硬化療法（ALTA療法）もしくは痔核結紮切除後に筒型直腸鏡で内腔が確認できるようになることを痔核縮小サイン（hemorrhoid shrinking sign：HSS）と呼び，内腔あり群がHSS陽性，内腔なし群がHSS陰性というふうに記載します[7, 8]．これにより内痔核の有無が客観的に評価でき，簡便に説明することが可能となります．また自覚症状を主としたGoligher分類[9]に客観的評価のHSSを組み合わせることによって総合的な診断が可能となりました（評価についてはp76参照）．症状分類（Goligher分類）と形態分類（HSS）の組み合わせともいえます．

3. 随伴する病変のチェック

痔瘻の二次口や裂肛，皮垂などの付随する病変をチェックします．

すべてにおいて言えることですが，正常を知らずして異常は認識できないのです．よって正常所見の多い若年者の肛門診察も看護師や保護者に協力してもらいながら，羞恥心を忘れてもらうように工夫して積極的に行ってください．

以上で得られた所見や情報が主訴の原因となりうるかどうか，また正常な直腸肛門とどこが違うのかを考えながら最初は肛門外科の百科事典[10]と睨めっこしながら診断していきます．経験値が上がってくると，ほんの数分で診断がつくようになります．また病的肛門であれば，この段階でどういう治療方針でいくのかも同時に整理しておく必要があります．

診断内容のカルテへの記載法

　従来の肛門診察所見はイラストを描いたり，「○時方向に母指頭大の○○脱出あり」など言葉で明記したりなど医師の主観で所見に差が出てしまい伝わりにくい部分がありました．よって当院では診断所見のカルテへの記載方法は直腸鏡所見のところに，内痔核の有無に関しては「HSS 陰性もしくは陽性」と記入するだけです．何らかの原因で評価できなかった際には「HSS 不明」と書きます．そしてこれに付随した病変を略記で追記していきます．

表2　カルテに記載する診断所見

和文	英文	略記
腹部膨満	abdominal distension	AD
腹痛	abdominal pain	AP
慢性裂肛	chronic anal fissure	CFS
裂肛	anal fissure	FS
痔瘻	anal fistula	FT
肛門出血	anal hemorrhage	AH
肛門粘膜炎	anal mucositis	AM
肛門壊死	anal necrosis	AN
肛門狭窄	anal stenosis	AS
肛門潰瘍	anal ulcer	AU
直腸出血	rectal hemorrhage	H
直腸粘膜炎（発赤）	rectal mucositis	RM
直腸狭窄	rectal stenosis	RS
直腸潰瘍	rectal ulcer	UL
発熱	fever	F
悪心	nausea	N
急性腎障害	acute kidney injury	AKI
排尿困難	dysuria	D
血尿	hematuria	HT
頻尿	urinary frequency	UF
尿閉	urinary retention	UR
前立腺痛	prostatic pain	PP
肛門痛	anal pain	P
皮膚炎群	pruritus（itching and irriation, dermatitis 含む）	PI
直腸粘膜脱	rectal mucosal prolapse	MP
肛門直腸感染	anorectal infection	I
血栓	thrombosed	Th
皮垂	tag	T
脱出（外または内痔核脱出）	protrusion（ePR or PR）	ePR or PR
ポリープ	polyp	PL
直腸粘膜脱症候群	mucosal prolapse syndrome	MPS
腫瘍	tumor	TM

そうすることで，どの医師が診察しても同じ記載になりますし，症例研究の際に統計を取りやすくなります．たとえば，内痔核あり，2時に慢性裂肛，3時に外痔核脱出があるときは「HSS陰性（CFS2）（ePR3）」という記載になります．略記は表2に示すものを使用します．

　表2は化学療法の有害事象で用いられるCTCAE v.5より引用したものに肛門特有の症状を加えたもので，ALTA単独療法後の有害事象の表記にも使用します．これはALTA単独療法の根治度評価のところで解説します（p76以下参照）．

D　診断後の説明

　実際に診断し，カルテへ記入した後は患者さんへの説明です．当院では最も多い痔核，裂肛，痔瘻に関しては松島病院大腸肛門病センターの松島誠先生監修イラストを用いて病態を説明し（図22～24），また図25aのフォーマットを使用し，上段で絵を書きながら下段に診断と選択できる治療法を書いて患者さんにわたします．

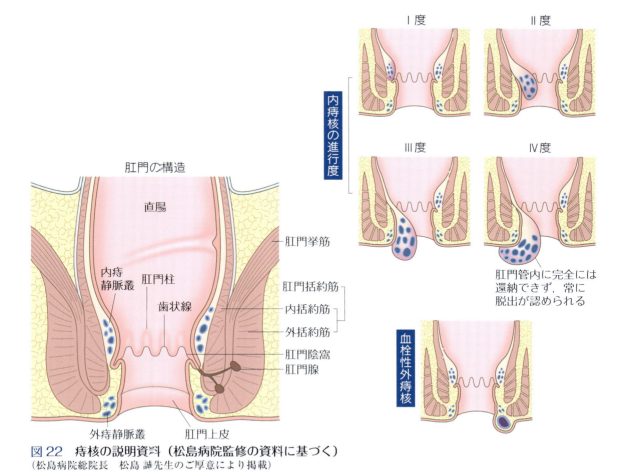

図22　痔核の説明資料（松島病院監修の資料に基づく）
（松島病院総院長　松島　誠先生のご厚意により掲載）

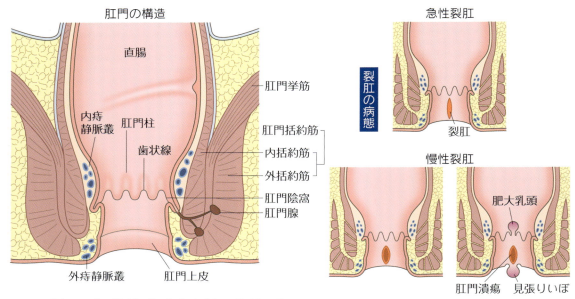

図23 裂肛の説明資料（松島病院監修の資料に基づく）
（松島病院総院長　松島 誠先生のご厚意により掲載）

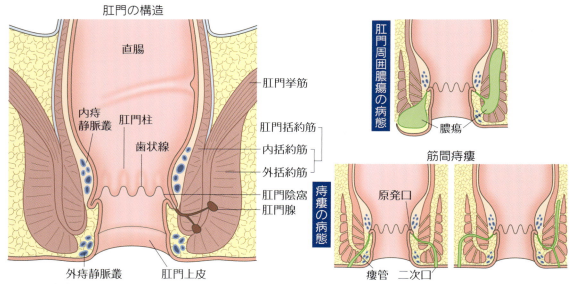

図24 痔瘻の説明資料（松島病院監修の資料に基づく）
（松島病院総院長　松島 誠先生のご厚意により掲載）

　診察，診断後すぐに図25aの「診断」と「検査・治療」にタイピングし，プリントアウト（図25b）して説明，その説明用紙を電子カルテにスキャンしておくと便利です．

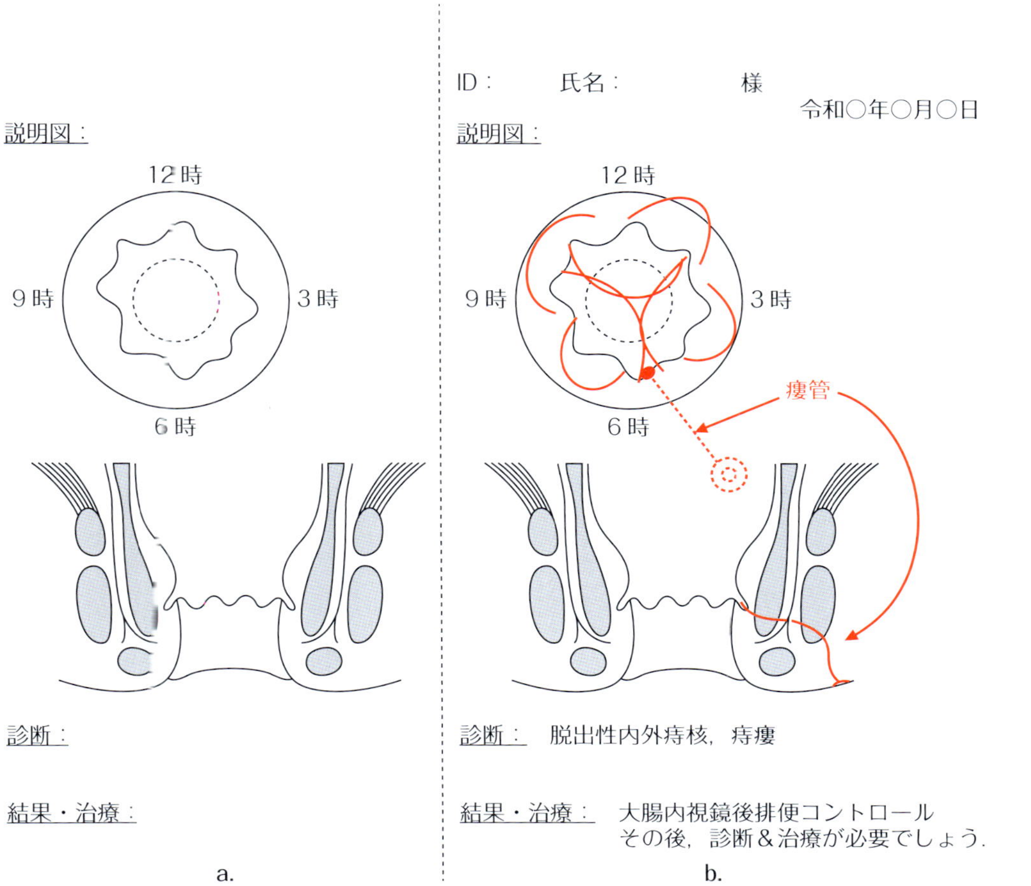

説明図：

12時

9時　　3時

6時

診断：

結果・治療：

a.

ID：　　氏名：　　　　様
　　　　　　　令和○年○月○日

説明図：

12時

9時　　3時

瘻管

6時

診断：　脱出性内外痔核，痔瘻

結果・治療：　大腸内視鏡後排便コントロール
　　　　　　　その後，診断＆治療が必要でしょう．

b.

図25　患者さんへの説明シート（a）と記入例（b）

文　献
1) 岩垂純一：実地医家のための肛門疾患診療プラクティス（改訂第2版），永井書店，p2-3，2007
2) 駒崎伸二：バーチャルスライド，羊土社，p223-227，2020
3) 栗原浩幸，金井忠男，石川　徹ほか：痔瘻の新分類—後方複雑痔瘻および低位筋間痔瘻を明確化した痔瘻分類．日本大腸肛門病会誌 **61**：467-475，2008
4) 黒川彰夫，木附公介，黒川幸夫ほか：Day Surgery に対応できる古典的療法．日本大腸肛門病会誌 **52**：1051-1056，1999
5) Lohsiriwat V: Anatomy, physiology, and pathophysiology of hemorrhoids. Hemorrhoids Coloproctology **2**: 9-17, 2018
6) 今　充，中田一郎，小野慶一：直腸脱の分類と発生メカニズム．日本大腸肛門病会誌 **35**：454-458，1982
7) 大賀純一：ALTA 単独療法における根治度評価．日本大腸肛門病会誌 **72**：1-7，2019
8) Sato S, Oga J, Shirahata A, et al: Clinical impact of a new method using a clear proctoscope to evaluate the therapeutic effect of sclerotherapy with aluminum potassium sulfate and tannic acid（ALTA）for internal hemorrhoids: a prospective cohort study. Quant Imaging Med Surg **13**: 441-448, 2023
9) Goligher JC: Haemorrhoids or piles. Surgery of the anus, rectum and colon (4th ed), Baillere Tindall, p96, 1980
10) 稲次直樹：見逃してはならない直腸肛門部疾患．おしりの病気アトラス，医学書院，2019

肛門科専門外来を担当—日帰り手術の発想　私の肛門外科修行②

　私が肛門外科を志したのは2000年代半ばでした．当時勤務していた横浜旭中央総合病院の外科部長である石田康男先生から「肛門科が得意なら専門外来を立ち上げてみてはどうか」とお声掛けいただいたのがきっかけでした．そこから1例1例丁寧に肛門科の診療を行い，やがて週1日の肛門外科手術の枠がすべて埋まるようになりました．

　そのころにDPC（診療報酬包括評価制度）が導入されるようになり，肛門外科術後の患者さんは数日で退院するようになりました．そして，「肛門外科は日帰りで十分ではないか？」という考えを抱き始めました．その一方で，当時の私は日本人の身体は非常にデリケートだ」という思いも強く（アメリカ留学の経験），日帰り手術の実施には躊躇していました．

　では，日本で日帰り手術を標準化するにはどうすればよいのか？　私は，日本人患者のデリケートさを補うためには，医療側の高い技術力と良好な環境，そして日帰り手術の経験値が必要だと考えました．しかし，その条件を満たすのは簡単なことではありませんでした（p63に続く）．

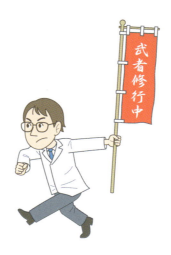

II

肛門部の疾患・病態とプライマリケア

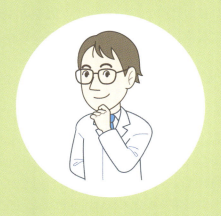

表1　本章における肛門疾患・病態の分類

1.　常時脱出性疾患	4.　粘液もしくは便漏出性疾患
1) Goligher分類Ⅳ度脱出性内外痔核	1) 便失禁
2) 直腸粘膜脱	2) 痔瘻
3) 直腸脱	〔3) 直腸脱〕
4) 見張りいぼ，皮垂などの余剰皮膚	5.　肛門周囲皮膚疾患
5) 直腸粘膜脱症候群	1) 良性皮膚腫瘍
6) 嵌頓痔核	2) 悪性皮膚腫瘍
7) 血栓性外痔核	3) 肛門皮膚炎
2.　怒責時脱出性疾患	6.　その他の肛門部の疾患・症候
1) 脱出性肛門ポリープ	1) 自己臭症，肛門神経症
2) Goligher分類Ⅱ，Ⅲ度脱出性内痔核	2) 神経因性骨盤臓器症候群
3) 直腸瘤	3) 機能性直腸肛門痛
3.　疼痛性疾患	
1) 急性裂肛	
2) 慢性裂肛	
〔3) 嵌頓痔核・血栓性外痔核〕	
4) 肛門・直腸周囲膿瘍	
5) 肛門上皮びらん	
6) 硬性下疳，ヘルペスなどの疼痛を伴う　性行為感染症（STD）	

　外来診療においては疾患名そのものよりも疾患の症候病態のほうが有用であるため，本章では表1のように分類しそれぞれに治療方針を立てていきます．重複する疾患名もありますが，それは患者さんによっては組み合わさって受診することがあるからです．

　外来診療では主訴によって，鑑別疾患をしっかりとイメージしながら診察しないといけないため，症候性に分類して診療における要点を示していきます．日帰り手術の治療方針が決まれば，術前シートなどで十分なインフォームド・コンセントを行い，高いアドヒアランスが得られれば日程を決めて同意書をいただきます．

　以下における個々の疾患の解説では，

①手術治療の対象にならない疾患については疾患の解説の後にプライマリケアを解説し，プライマリケアでは対応できない場合については他の診療科や専門施設に紹介するべき見極めなどについて記載します．プライマリケアの総論的な解説はⅢ章でまとめて解説しています．

②手術治療やALTA療法（本書では「半手術」としています）などについてもⅢ章にまとめて解説します．

　「疾患の解説はわかっています」という読者の方は，本章は飛ばして，治療を解説したⅢ章や麻酔のコツを中心に解説したⅣ章をご覧いただければと思います．

　なお，本章では症例画像は合併例などの「非典型的だが，日常でみかけるもの」を掲載するようにしました．典型的な疾患画像は『肛門疾患（痔核・痔瘻・裂肛）・直腸脱診療ガイドライン2020年版』[1] などをご覧ください．

1 常時脱出性疾患

A Goligher分類Ⅳ度脱出性内外痔核

【疾患・病態】
　いわゆる出っぱなしの痔核で，典型的なものは肛門診療をされる読者の方は見慣れていると思います．mucosal suspensory ligament が破綻し全周性に歯状線が剥き出しになっているものから，内痔核が部分的に肛門管外に常に出ているものまでさまざまな外見を呈します（図1，2）．また用手的に押し込むと疼痛なく戻りますが，すぐに脱出してきます．そういう意味では直腸粘膜脱を合併している症例もあるため注意が必要です．

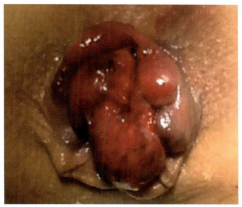

図1　嵌頓が改善した全周性 Goligher 分類Ⅳ度の内痔核

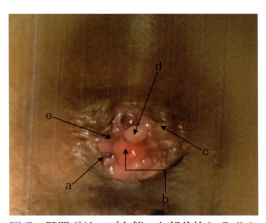 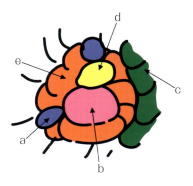

図2　肛門ポリープを伴った部分的な Goligher 分類Ⅳ度の内痔核
　　a：外痔核，b：内痔核，c：皮垂，d：脱出肛門ポリープ，e：肛門上皮

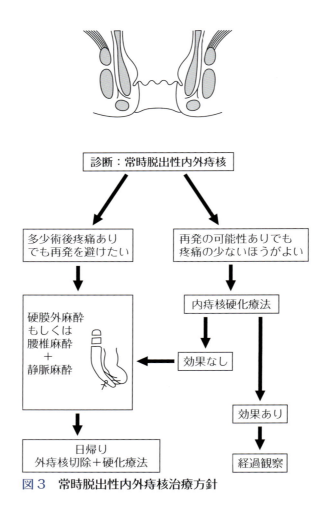

図3 常時脱出性内外痔核治療方針

直腸鏡でもほとんどの場合 HSS 陰性で，脱出部位の mucositis を伴います．

【治療方針】

治療方針は図3のフォーマットを使って説明し，治療法を選択してもらいます．

これで術式が決まれば，それに対するインフォームド・コンセントを行います．術前シートで日帰り外痔核切除＋硬化療法，もしくは ALTA 単独療法の説明が終了したところで日程を決め，同意書をいただきます（ALTA 療法の解説は p74 以下参照）．

B 直腸粘膜脱

【疾患・病態】

痔核を伴わない直腸粘膜肛門管の脱出を直腸粘膜脱といいます．Goligher 分類Ⅲ，Ⅳ度痔核との鑑別は，脱出周囲の肛門皮膚が肛門管の脱出により緩やかに盛り上がっており（図4，5），押し込むと正常肛門に戻る点です（図6）．外見はまるで「火山噴火口」のような感じです．これが全周性の皮垂の場合は押し込んでももどりません（図7）．

1 常時脱出性疾患　31

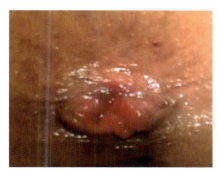

図4 軽度の直腸粘膜脱

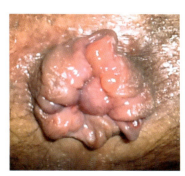

図5 内外痔核を伴った直腸粘膜脱

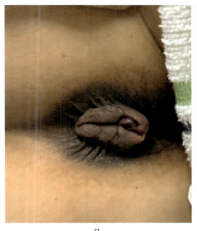
a.

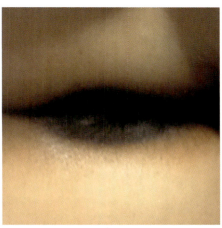
b.

図6 外痔核を伴った直腸粘膜脱整復前後
a：整復前，b：整復後

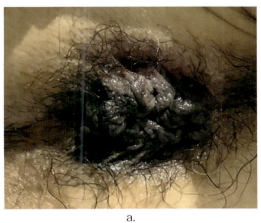
a.

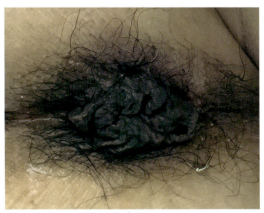
b.

図7 全周性の皮垂
a：整復前，b：整復不能

また直腸鏡所見では，直腸粘膜脱単発の場合HSS陽性であり，内痔核を伴う場合はHSS陰性となります．

よく不完全直腸脱と混同されがちですが，直腸粘膜脱が増悪してくると不完全直腸脱に発展していくと考えてもらってよいと思います．つまりほぼ同義ということになります．

【治療方針】

痔核を伴わないものは基本病態が肛門支持組織の破綻によるものなので，このような疾患に「脱出」だからという名目で，ALTA単独療法を施行すると再発する場合が多いです．

日帰り術式としては直腸粘膜脱形成やACL（anal cushion lifting）法を行うと粘膜が吊り上がり，術後の患者満足度が高いです．入院が可能なら環状自動縫合器による痔核脱肛手術（procedure for prolapse and hemorrhoids：PPH）も有効です[2]．PPHは直腸を環状に切除するだけですので，入院手術においては比較的術後疼痛が少ないのが特徴です．それに対してACLは粘膜を内肛門括約筋に縫合固定するため通常の日帰り手術に比べて術後疼痛を伴います．その点を十分にインフォームド・コンセントしましょう．

日帰り手術の実際はp97参照．

 ## 直腸脱

【疾患・病態】

直腸脱のメカニズムに関しては，肛門挙筋不全による骨盤臓器脱によるものから直腸重積によるものまできわめて多彩なため[3]，分類で論じたほうがわかりやすいでしょう．

直腸脱とは本来，脱腸の一種でヘルニアと同じであるとされています．いわゆる「Douglas窩」という腹膜成分の肛門外への脱出なのです[4]．Dr. Goligherの著書にも前方のDouglas窩の腹膜成分が肛門外に脱出することにより引きずられるようにして後方も脱出し全周性となると書かれてあります[4]．

一方，腹膜の脱出を伴わない直腸粘膜のみの直腸脱も存在します．そこで登場するのが不完全直腸脱と完全直腸脱という分類になります．ただし，ここにTuttle分類が重なってくるため混乱の原因となっています．これらを明確にしておく必要があるでしょう．Tuttle分類（p94参照）もベースは不完全直腸脱と完全直腸脱に分けていますが，完全直腸脱をさらに3つに細分化しているところは有意義なものと思われます．

【治療方針】

治療法は患者さんに図8，9のフローチャートを用いて説明し選択してもらいます．直腸脱は手術以外の有効な治療法はありませんが，分類と手術法（日帰り手術が可能かどうかも含めて）が関連します．手術については，病態や分類についても触れながらⅢ章で詳述します（p93〜96）．

高齢者に多い疾患ですので，全身麻酔をかけるリスクと治療のメリットを天秤にかけることになります．

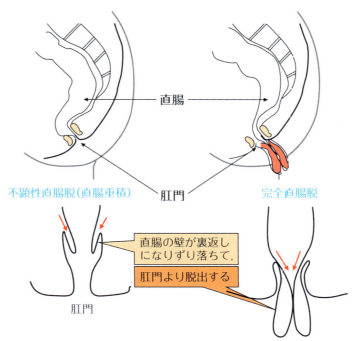

図8 直腸脱の診断の説明図

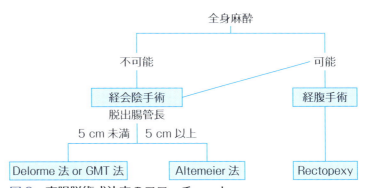

図9 直腸脱術式決定のフローチャート
他臓器脱を認めた場合は婦人科，泌尿器科にコンサルトし術式を決定する．
GMT法：Gant-三輪-Thiersch法
(日本大腸肛門病学会（編）：肛門疾患（痔核・痔瘻・裂肛）・直腸脱診療ガイドライン2020年版（改訂第2版），南江堂，p81, 2020より許諾を得て転載)

D 見張りいぼ，皮垂などの余剰皮膚

【疾患・病態】
　この余剰皮膚（皮膚の過形成や線維化）はよく「いぼ痔」と勘違いされて来院される方が多いので注意が必要です．軽度の痔核と合併している場合には，本来余剰皮膚の切除の

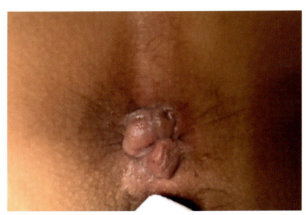

図10　浮腫を伴った皮垂

みで満足されるところを痔核まで切除してしまうからです．

　見張りいぼは慢性裂肛に随伴する場合が多く，形状は丸いものから不整形のものまでさまざまですが，慢性裂肛の肛門側に「突起」として認識できるのは共通しています．

　皮垂は肛門周囲皮膚が長年の物理的刺激などにより「皮膚が弛んだ」状態です．皮膚が弛んでいるので，その部位の肛門襞は消失しており全周に形成されると，所見ではまるで直腸粘膜脱のようになってしまいますが（p31，図7参照），皮垂は整復で還納されないため鑑別がつきます．加齢によることが多く，小児にはほとんど見られません．ただし，外痔核が大きな小児では皮膚が外側に圧排されるため，皮垂が形成されることがあります．

【治療方針】

　余剰皮膚の治療は，麻酔下に肛門襞に沿うよう楔状に表皮のみ切除するだけです．ただし，外痔核が少しでも重なっている場合は外痔核も切除，つまりexcisionをしっかりとしなければなりません．そうしないと外痔核腫脹や新たな皮垂形成の原因となります．

　全周にわたる大きな皮垂の場合はすべての皮垂を切除しようとせずに，3ヵ所均等にexcisionを行うことにより弛みは消失します．最近ではレーザーで蒸散させてしまう方法もあり，審美的に皮垂をきれいにするのを希望される方もいます．

　内外痔核が存在する場合はALTA単独療法を行うことで，皮垂もある程度内部に引き上げられます．また，浮腫を伴った皮垂（図10）は，いったんヘモクロン®内服や坐剤投与を行い，浮腫を軽減させてから治療方針を決めましょう．

E　直腸粘膜脱症候群

【疾患・病態】

　直腸粘膜が肛門外に脱出し，慢性的な外的刺激を受けることで粘膜表面が変性してしまう病変をいいます．肉眼的には①隆起型（図11），②平坦型，③潰瘍型に分類されますが，直腸粘膜が脱出するすべての疾患に合併する可能性があります．

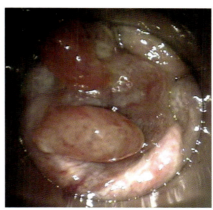
図11　隆起型直腸粘膜脱症候群
病理組織は adenocarcinoma．

【治療方針】

　治療としては，基本的に原疾患の治療が最優先となります．たとえば，脱出性内痔核に合併していれば結紮切除を施行したり，直腸粘膜脱に合併していればACL法（p97参照）をいずれも日帰りで行います．

　きわめてまれに発癌の報告例もあるため[5,6]，ACL法やALTAなどの病変を切除しない場合には注意深い経過観察が必要になるでしょう．

F　嵌頓痔核

【疾患・病態】

　脱出した内外痔核が肛門括約筋により絞扼され元に戻らなくなった状態です（図12a）．内外痔核が血栓を伴い緊満するため，VAS 10の激痛で座れなくなる場合が多いです．

【治療方針】

　治療はボスクール®などの保冷剤を挿入することで血流を増加させたり，マッサージや坐剤などで保存的に数日耐えてもらい根治術へ持っていくこともありましたが，現在では仙骨硬膜外麻酔を行いひとまず除痛するのが主流です．図13のような流れを示して説明します．麻酔が効いた後に，ジャックナイフ体位で嵌頓痔核部位にキシロカイン注射液「1%」エピレナミン含有®を嵌頓部位に5 mLずつ程度注入しマッサージを行います．これで完全に還納されてしまえば（図12b），薬物治療に持っていくことが可能です．

　還納されてもすぐに脱出してくる場合は，一部大きな血栓を除去します．それでも脱出する場合は最大痔核を1つ，もしくは2つ切除すればおおよそ還納されます．

　また還納されない場合でも血栓を伴っていなければALTA単独療法が効果的な場合もあります．ただし添付文書上，症状を増悪させる可能性があり禁忌とされていますので，ガイドラインでは推奨されていません．そのため十分なインフォームド・コンセントとアドヒアランスを得て施行しましょう．

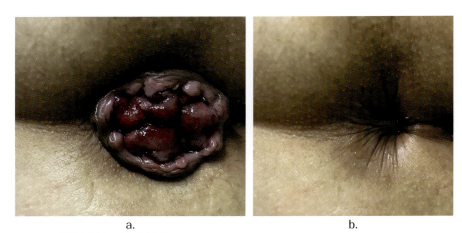

図12 嵌頓痔核の治療前後
a：嵌頓痔核整復前，b：嵌頓痔核整復直後

図13 嵌頓痔核治療方針

G 血栓性外痔核

【疾患・病態】

原因不明で，外痔核内部の血液が凝固し血栓化した状態です．内部は単体のものからブドウ状になっているものまでさまざまですが，外見はほぼ同じで「プクっと」球状に盛り上がった形態となります（図14）．

病変の存在部位により疼痛の具合が大きく異なります．つまり，肛門管内血栓性外痔核の疼痛は軽度で主に「しこり」で来院されますが，肛門管外外痔核の場合は「しこり」よりも疼痛をメインに受診される場合が多いです．また血栓が可動性の場合は疼痛が少なく，固定されている場合は疼痛が強い傾向にあるようです．

【治療方針】

治療方針は図15を使用して説明します．薬物療法で効果が見られない場合は日帰りで血栓除去を行います（p89参照）．

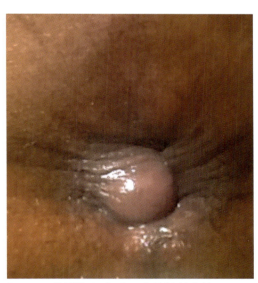

図14　典型的な9時の血栓性外痔核

第Ⅱ章　肛門部の疾患・病態とプライマリケア

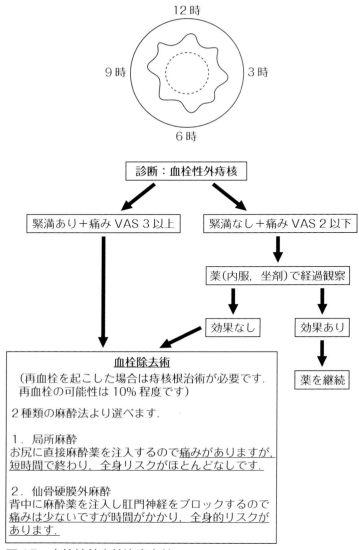

図15　血栓性外痔核治療方針

2 怒責時脱出性疾患

A 脱出性肛門ポリープ

【疾患・病態】
　肛門管内上皮に形成される良性の隆起性腫瘤を総称して肛門ポリープといいます．書籍によって，歯状線の肥大乳頭が慢性的な機械刺激を受けることにより形成されたものであったり，慢性裂肛の副産物として形成されたものとして解説されていますが，それ以外の要因も多々存在します（慢性裂肛に伴うものは p42 参照）．原因については深く考えないほうがよいと思います．

【治療方針】
　小さければ電気メスで切除したりレーザーで蒸散できますが，脱出するような大きいものは図 16 のようなフローチャートに基づいて治療方針を決定します．ポイントは肛門ポリープが存在する位置の外痔核の大きさになります．

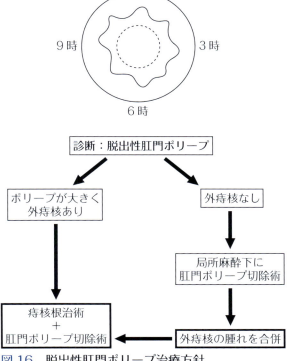

図 16　脱出性肛門ポリープ治療方針

B Goligher 分類Ⅱ，Ⅲ度脱出性内痔核

【疾患・病態】

　長時間の立位，坐位もしくは排便後に肛門の腫脹感や違和感を感じ，直腸鏡所見で HSS 陰性である場合が Goligher 分類Ⅱ度です．また HSS 陰性で実際に腫れや脱出を自身の手や球状の物体（テニスボールなど）で押し込む場合が Goligher 分類Ⅲ度になります（図17，18）．よって診察時には脱出所見を認めない場合が多いので，問診と怒責診や直腸鏡所見で併せて診断します．

【治療方針】

　治療は随伴病変を伴わない場合は ALTA 単独療法（p74 以下参照）のよい適応になります．単独療法後の根治度評価に対するフォローアップは表2のとおりになります[7,8]．

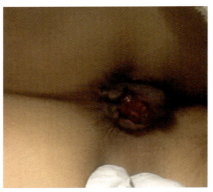

図17　前方の Goligher 分類Ⅲ度の脱出性内痔核
押し込めば戻るもの．

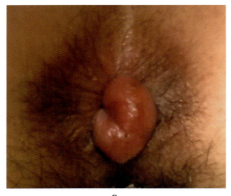 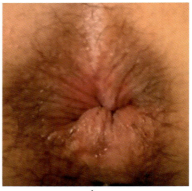

a.　　　　　　　　　　　　　b.

図18　12時〜6時の右側 Goligher 分類Ⅲ度の脱出性内痔核
a：整復前，b：右整復後

表2　ALTA単独療法後の根治度評価別フォローアップ

根治度	フォローアップ
C-1a	排便コントロールのみ行う
C-1b	再燃のリスクを説明し排便コントロール
C-2a	希望あれば別の治療を考慮
C-2b	再発のリスクを説明し排便コントロールもしくは再投与
C-3a	別の治療を考慮
C-3b	再投与もしくは別の治療を考慮

ALTA単独療法後の根治度は以下の組み合わせで表記します．
C-1：自覚症状完全消失，C-2：中間（C-1とC-3の間），
C-3：治療後も不変
a：HSS陽性，b：HSS陰性

C 直腸瘤

【疾患・病態】

　排便時などに直腸が腟側に膨らんでしまうことにより，怒責時に腟からコブ状のものが飛び出してくる病態です．ただし，これはかなり重度にならない限り，排便障害や違和感に対する対症療法のみで診断がついていない場合が多いです．そこで女性の場合はジギタールの際に，直腸前壁を腟側に指で圧迫し，腟入口部より飛び出しがないかをチェックする必要があります．軽度の凹み程度であれば正常範囲内ですが，腟粘膜が見えたりするのは病的です．

【治療方針】

　治療はまずは排便体勢と排便時腟側圧迫，そして排便コントロールです．それでも便失禁などの付随症状があり患者希望となれば外科的治療が必要になってきます．したがって直腸瘤のみで手術適応となる症例は少なく，骨盤臓器脱を合併していることが多いため入院手術になる場合が多いでしょう．しかし経会陰的な手術（挙筋形成やメッシュ挿入）であれば日帰り手術が可能です[9,10]．またALTA単独療法が効果的であるという報告もあります[11,12]．

　挙筋形成は腟肛門間の会陰を横切開し，外肛門括約筋を腟，内肛門括約筋より剥離，直腸腟中隔に到達します．鉗子で寄せる分だけの外肛門括約筋を両サイド鉗子で把持し，切断もしくは折りたたむように寄せて縫合するだけです．

　もし補強でシート型のメッシュを使用する際は直腸腟中隔に固定します．ただし，メッシュは非常に感染に弱いため，経腟的アプローチが推奨されています[13]．

3 疼痛性疾患

A 急性裂肛

【疾患・病態】

　肛門上皮に裂傷を形成し裂傷周囲に腫脹を伴わないものをいいます．基本的に急性裂肛のみを治療するのではなく，その原因をしっかりと見極めます．裂肛の原因は排便コントロール不良が多く，炎症性腸疾患（IBD）の合併や括約筋の緊張が強い場合も裂肛を発症します．

　よって腹部症状を伴うときには腹部単純 CT 後に全大腸内視鏡検査（total colonoscopy：TCS）をしておきましょう．また性嗜好玩具などによるアナルセックスも一要因になりますので，しっかりとした問診も必要です．問診としては「LGBT 関連はありますか？」がソフトな聞き方でしょう．

【治療方針】

　急性裂肛の治療は基本的に原因疾患の治療です．括約筋が太く緊張が強い肛門狭窄による裂肛には芍薬甘草湯内服や側方皮下内肛門括約筋切開術（LSIS）なども有効です[14]．

B 慢性裂肛

【疾患・病態】

　名前のとおり慢性化した繰り返す裂肛です．急性裂肛との顕著な違いは裂肛周囲が外痔核を含めて腫脹しており，「肛門ポリープ」や「見張りいぼ」などの付属物を伴うことです（図 19, 20）．また大きな外痔核の根部に形成された場合には「随伴性裂肛」，括約筋が見えるくらい深掘れの場合には「肛門潰瘍」とも呼ばれます．

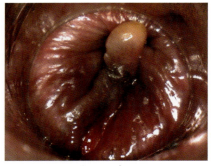

図 19　肛門ポリープを伴った慢性裂肛（アノスコープ）

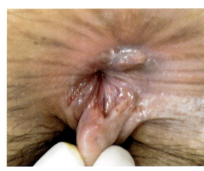

図 20　見張り疣を伴った慢性裂肛

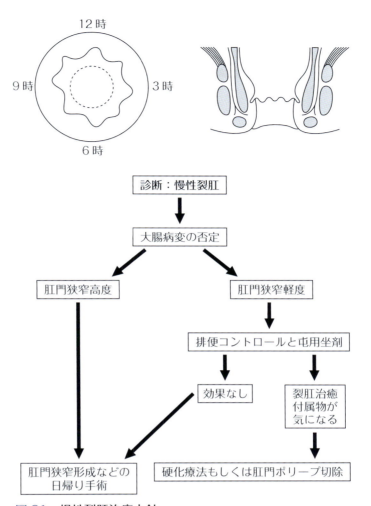

図21 慢性裂肛治療方針

【治療方針】
　治療は最初に保存的治療（排便コントロール，収斂薬，芍薬甘草湯など）で裂肛の改善を狙います．改善されればよいのですが，そうでない場合や付属物が気になる場合は観血的治療の適応となります．ただし，肛門狭窄を伴わない場合には，ALTA単独療法のみで治癒してしまう場合もあるので，しっかりインフォームド・コンセントをしましょう．図21のフォーマットを使うと便利です．

C 嵌頓痔核・血栓性外痔核

本章で前述した治療に従います（p35〜38参照）．

D 肛門・直腸周囲膿瘍

【疾患・病態】

　肛門もしくは直腸周囲組織が何らかの原因で感染し，膿瘍を形成した状態です．よって原因は痔瘻だけでなく皮膚疾患のときもあります．

　また肛門周囲膿瘍と直腸周囲膿瘍の決定的な違いは皮膚表面に発赤腫脹を確認できるかどうかにあります．肛門周囲膿瘍は病変が浅いため，何らかの皮膚異常所見を伴います．それに対して直腸周囲膿瘍は坐骨直腸窩レベルでの膿瘍形成が多いので，視診だけでは見逃されてしまい坐骨神経痛などの診断を受けていたり，対症療法のみでフォローアップされたりしている場合があります．ただし，坐骨直腸窩レベルでも数週間放置し膿瘍腔が巨大化している場合には外観からでも腫脹発赤を確認できます．

　どちらにせよ，しっかりジギタールを行い，肛門挙筋レベルに圧痛がないか確認する必要があります．疼痛が強くジギタール不能な場合には仙骨硬膜外麻酔下にしっかり診断を行い，可能であれば切開排膿もしておきます．ここでのポイントは膿瘍を直腸に穿破させないことです．IBD などを合併している場合に直腸粘膜を損傷すると，難治性潰瘍や内瘻を形成し入院が必要になってきます．よって仙骨硬膜外麻酔下に診断をつけたら，皮膚表面から小切開でドレナージのみ施行し，CT，TCS で精査を行いましょう．

【治療方針】

　治療は前述のとおり切開排膿です（図22）．ただし，膿瘍形成疾患は疼痛が強いため，局所麻酔よりは仙骨硬膜外麻酔が患者さんにとってはベストでしょう．抗凝固薬内服中であったり，妊娠中の方は入院での処置を奨めましょう．図23のフォーマットを使用します．

　膿瘍形成ですので，敗血症のリスクは必ず説明しておくべきでしょう．

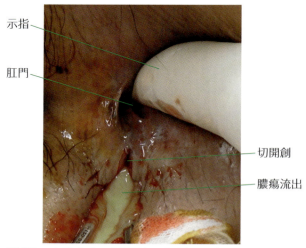

図22　1時方向の肛門周囲膿瘍切開時の様子
示指で肛門管を圧排すると切開創より膿瘍流出を認めます．

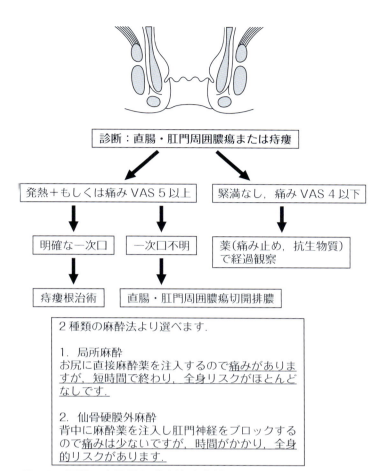

図23 肛門・直腸周囲膿瘍治療方針

E 肛門上皮びらん

【疾患・病態】
　玩具などを肛門に挿入する外的刺激や直腸性便秘が続いた場合に肛門上皮が擦り切れたような状態になります．裂肛と症状は似ていますが，肛門上皮に"擦過傷"のようなびらんが形成され，便汁が染みつき肛門管全周に特有の所見を呈します．

【治療方針】
　悪性疾患や性行為感染症（STD）などの除外診断が必要ですが，基本的な治療は抗炎症作用のある坐剤と排便コントロールです．

F 硬性下疳, ヘルペスなどの疼痛を伴う性行為感染症(STD)

【疾患・病態】

肛門痛は常に性行為感染症（sexually transmitted diseases：STD）を念頭においておく必要があります．ヘルペスなどは特有の皮膚所見があるため比較的わかりやすいですが，梅毒の肛門所見は多岐にわたるため診断に苦慮することがあります．そのため，肛門潰瘍があり梅毒が少しでも疑わしいときは口腔内をチェックし，STD用の採血検査をするようにして外科的処置は二の次に考えるようにしましょう．特に硬性下疳は高度の肛門潰瘍であり，相当な疼痛を伴うように思えますが，本人は「ちょっと痛い」くらいの表現をします．

クラミジアも特有の直腸所見を伴うことがありますので，内視鏡検査は必須です[15, 16]．

【治療方針】

採血や細菌培養，内視鏡などの検査でSTDの診断が確定したら肛門疾患は対症療法とし，まずは原疾患の治療を優先します．HIVの重複感染も珍しくないため，HIVについても必ず検査し，感染者はただちに専門医療機関に紹介します．当院ではSTDが疑わしい場合は表3に示す検査を推奨しています．

梅毒の血清検査は表4に示すように解釈します．尖圭コンジローマについてはp56参照．

表3 STDを疑う場合の検査内容

1. 採血：梅毒TP抗体半定量，RPR法半定量，FTA-ABS法半定量，C.トラコマティス抗体，クラミジア/リアル
2. 細菌培養同定検査（泌尿器）
3. 全大腸内視鏡検査

表4 梅毒血清検査結果の解釈

脂質抗原検査（STS）のRPR法	TPHA	感染状態
（−）	（−）	梅毒に感染なし．まれに感染初期
（＋）	（−）	梅毒感染初期
（＋）	（＋）	梅毒感染活動期
（−）	（＋）	梅毒治癒後

4　粘液もしくは便漏出性疾患

A　便失禁

【疾患・病態】
　便失禁，いわゆる便漏れで受診される患者さんには便失禁ガイドライン[17]に準じて除外診断をまずはしなければなりません．直腸脱や神経疾患を含めた器質的疾患を除外した後は肛門神経症や強迫観念などの精神疾患の有無を確認し同時に薬物療法を行っていきます．

【治療方針】
　治療は日本大腸肛門病学会のアルゴリズム（図24，25）に従って行っていきます．便失禁の臨床評価のスコアリングは多数存在しますが，重症度評価や治療判定のため，初期評価で必ず3つは点数をつけておきましょう．当院ではWexner（CCFIS），FISI，FIQLを用いています．特に便失禁は患者さんのQOLを著しく下げている場合があるため，FIQLは非常に有用です．

　一方，便失禁の診断過程において留意すべき点があります．それは「加齢による影響」です．一般的に，人は年齢を重ねるにつれて筋肉や支持組織，神経反射が衰え，重力に逆らうことが難しくなります．肛門も例外ではありません．加齢に伴い，肛門挙筋が萎縮し，肛門自体が下垂してくることがあります．また肛門の収縮力が弱まり，肛門内圧も低下することが考えられます．これを「肛門挙筋の機能不全」と診断し，疾患としてとらえるかどうかは難しい判断です（★動画3：挙筋不全の収縮時・怒責時）．そのため，スコアリングを用いることである程度の判断が可能ですが，過度な手術を避けるため，慎重な対応が求められます．

　ガイドラインどおりに治療を行って最終的に改善されない場合には括約筋形成や仙骨神経刺激療法（sacral neuromodulation：SNM）などの外科治療となってくるわけですが，日帰りで行えるのは括約筋形成やThiersch挿入手術までです．SNMは非常に低侵襲で症例によっては人生が変わるくらい効果がありますが，ハンズオンセミナーを受講したドクターが2名以上必要ですし，現在のところ入院が必須ですので，本書では省かせていただきます．

動画3

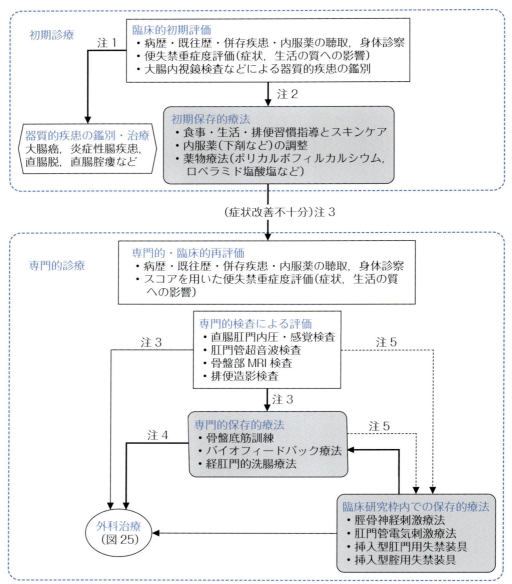

図24 便失禁に対する初期診療と専門的検査・保存的療法のアルゴリズム
図中の矢印の太線，細線，破線は，この順番で推奨度が高いことを意味する．
注1 便失禁患者の臨床的初期評価で，警告症状・徴候（血便，排便習慣の急激な変化，予期せぬ体重減少，腹部腫瘤，直腸腫瘤など）があれば，大腸内視鏡検査などで器質的疾患を鑑別する．器質的疾患（大腸癌，炎症性腸疾患，直腸脱，直腸腟瘻など）を認めた場合は，その原疾患をまず治療する．
注2 器質的疾患を認めない場合は，便失禁に対する初期保存的療法を開始する．
注3 初期保存的療法で便失禁症状が十分に改善しない場合は，専門施設にて専門的検査を施行したうえで，専門的保存的療法または外科治療を施行する．
注4 専門的保存的療法で便失禁症状が十分に改善しない場合は，外科治療を施行する．
注5 脛骨神経刺激療法，肛門管電気刺激療法，挿入型肛門用失禁装具，挿入型腟用失禁装具は，臨床研究枠内でのみ施行することを推奨する．
（日本大腸肛門病学会（編）：便失禁診療ガイドライン2024年版（改訂第2版），南江堂，p x，2024より許諾を得て転載）

4 粘液もしくは便漏出性疾患　49

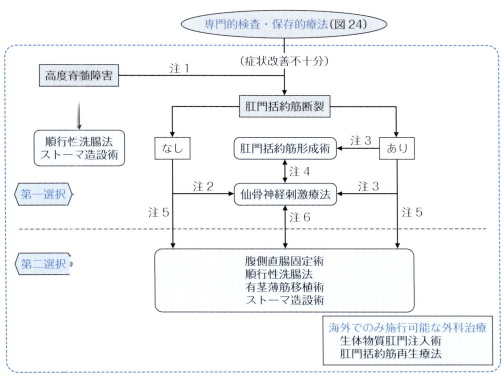

図25　便失禁に対する外科治療のアルゴリズム
注1　高度脊髄障害による便失禁に対しては，順行性洗腸法またはストーマ造設術を施行する．
注2　便失禁の原因が肛門括約筋断裂ではない場合は，仙骨神経刺激療法が第一選択である．
注3　便失禁の原因が肛門括約筋断裂と思われる場合は，肛門括約筋形成術または仙骨神経刺激療法を施行するが，どちらを選択するかは，CQ 4 を参考に患者と話し合って決定する．
注4　肛門括約筋形成術と仙骨神経刺激療法の一方を施行して十分な効果がなければ，次に他方を施行してもよい．
注5　患者の状態や希望によって，第一選択の外科治療を行わずに，第二選択を施行してもよい．
注6　第一選択の外科治療で便失禁が十分に改善しない場合は，第二選択の外科治療を検討する．また，患者の状態や希望によって，第二選択の外科治療を先に施行して十分な効果がなければ，次に第一選択の外科治療を施行してもよい．
（日本大腸肛門病学会（編）：便失禁診療ガイドライン 2024 年版（改訂第 2 版），南江堂，p xi，2024 より許諾を得て転載）

B　痔　瘻

【疾患・病態】

　痔瘻は肛門上皮のくぼみ（肛門陰窩や裂肛など）から，感染を繰り返すことによって瘻孔化し皮膚へ貫通すると粘液漏出を伴います．しかし，そもそも感染を繰り返すことによって硬い瘻管が形成されていくのはどうしてなのでしょう？　現在のところ，肛門陰窩からの細菌感染を原因とする cryptoglandular infection theory が"有力"というだけで確定はしていません．他臓器ではあまり見かけない病態のように思えます．

【分類】

　感染→鎮静化を繰り返してアリの巣のようにトンネルが形成されていくわけですから，さまざまなタイプの瘻孔形状があります．それをキッチリと分類した代表的なものが，Parks分類[18]や隅越分類[19]になります（図26，表5）．しかし2008年に栗原らが新分類を発表し，かなり表現が明確化されています（表6）[20]．他にも数種類の分類が存在するため混乱の原因となっています．よって，すべてを覚えるのではなく，常に新しいものだけアップデートしていくとよいでしょう[21]．

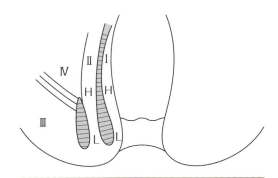

Ⅰ．粘膜，または皮膚と内括約筋との間の腔
Ⅱ．内，外括約筋の間の腔
Ⅲ．肛門挙筋下腔
Ⅴ．肛門挙筋上腔
H．歯状線より上方
L．歯状線より下方

図26　痔瘻の隅越分類
（隅越幸男ほか：日本大腸肛門病会誌 25：177-184，1972 より許諾を得て転載）

表5　痔瘻の隅越分類

Ⅰ	皮下または粘膜下痔瘻 　L　皮下痔瘻 　H　粘膜下痔瘻
Ⅱ	内外括約筋間痔瘻 　L　低位筋間痔瘻 {S. 単純なもの／C. 複雑なもの} 　H　高位筋間痔瘻 {S. 単純なもの／C. 複雑なもの}
Ⅲ	肛門挙筋下痔瘻 　U　片側のもの {S. 単純なもの／C. 複雑なもの} 　B　両側のもの {S. 単純なもの／C. 複雑なもの}
Ⅳ	肛門挙筋上痔瘻

（隅越幸男ほか：日本大腸肛門病会誌 25：177-184，1972 より許諾を得て転載）

表6　痔瘻の栗原分類

Ⅰ		Subcutaneous and submucous spaces	皮下・粘膜下隙
	ⅠL fistula	Subcutaneous fistula	皮下痔瘻
	ⅠH fistula	Submucous fistula	粘膜下痔瘻
Ⅱ		Intersphincteric and perianal spaces	括約筋間・肛門周囲隙
	ⅡL fistula	Low intersphincteric fistula	低位筋間痔瘻
	ⅡH fistula	High intersphincteric fistula	高位筋間痔瘻
ⅢP		Posteriordeep space	後方深部隙
	ⅢP fistula	Posteriordeep fistula	後方深部痔瘻
Ⅲ		Ischiorectal fossa	坐骨直腸窩
	ⅢL fistula	Low ischiorectal fistula	低位坐骨直腸窩痔瘻
	ⅢH fistula	High ischiorectal fistula	高位坐骨直腸窩痔瘻
Ⅳ		Supralevator space	肛門挙筋上隙
	Ⅳ fistula	Supralevator fistula	肛門挙筋上痔瘻

1) ⅠおよびⅡの領域においては歯状線より下方のものと上方のものとに分け，それぞれをL (low)，H (high) とする．
2) 低位坐骨直腸窩痔瘻，高位坐骨直腸窩痔瘻において二次瘻管が片側性のものをu (unilateral)，両側性のものをb (bilateral) とする．

（栗原浩幸ほか：日本大腸肛門病会誌 61：467-475，2008 より許諾を得て転載）

栗原分類の特徴は今までになかった「後方深部隙」や「坐骨直腸窩中隔」にスポットを当てている点でしょう．曖昧であった深部痔瘻の進展形式を「後方深部隙」を原発巣としてスタートしていることを明文化し，新たにⅢ型痔瘻を低位と高位に分ける「坐骨直腸窩中隔」の存在を提言しています．これによると今までのⅣ型痔瘻はほとんどⅢH型に含まれ，Ⅳ型は一部の特例のみとなるようです．実は筆者も一次瘻管が外肛門括約筋を貫いていくというⅢ型痔瘻の進展形式について疑問を抱いていたのですが，後方深部隙から膿瘍形成による炎症波及，そして外肛門括約筋が損傷を受け坐骨直腸窩へ進展するという説明に納得がいきました．

【Goodsall の法則】

また肛門陰窩から発生する痔瘻には法則があります．それが Goodsall の法則です．「肛門縁より外側に 3 cm 以内の二次口が肛門後方に位置すれば原発口は曲線的に 6 時となり，前方に位置すれば原発口は肛門襞に沿って直線的に肛門前方に位置する，つまり 1 時方向のみに痔瘻の二次口が存在するときは 1 時に原発口が存在する，ただし肛門縁から二次口が 3 cm 以上離れている場合は前方でも曲線的に 6 時が原発となりうる」というものです（図 27）．この法則は実臨床で非常に役に立ちます．

原発口から原発巣（膿瘍を形成していたところ）までを一次瘻管，原発巣から皮膚に開いた二次口までを二次瘻管といい，痔瘻は 3 ヵ所に区分されます．前方や側方に二次口，原発巣が多発する時には Goodsall の法則により原発口は 6 時近辺に存在することが多くなります．

【診断】

診断は経直腸もしくはリニア式エコーや CT で画像診断を行うほか，ジギタールである程度は判定可能です．Ⅰ型であれば肛門鏡などで直視可能ですし，ⅡL 型であれば臀裂を外側に牽引しながら双指診すれば一次瘻管が索状物として触れます．ⅡH 型であれば直腸

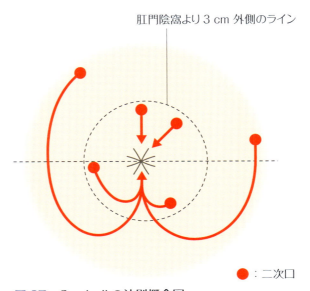

図 27　Goodsall の法則概念図

粘膜下に硬結を触れることがあります．深部痔瘻が疑われる場合には，まずはしっかりと麻酔をかけて筋弛緩させます．そのうえで双指診をすると，坐骨直腸窩に硬結を触れます．

【治療方針】

　痔瘻の治療は根治を目指すならば手術の適応となります．基本的にperformance statusがよければ痔瘻はすべての術式において日帰り手術が可能です．ただし，病床のある病院でさまざまな術式を十分に経験し，術後合併症をまったく起こさないという術者の技量を確認したうえで行うのがよいでしょう．日帰りによる痔瘻根治術についてはp90を参照．

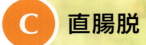

C 直腸脱

本章のp32（病態）およびⅢ章のp93（手術治療）参照．

5　肛門周囲皮膚疾患

　肛門周囲も通常の皮膚と同様にさまざまな皮膚疾患が発生します．
　治療については，肛門特有の疾患が否定されプライマリケア（抗生物質の投与など）で治癒しない場合は，原則として皮膚科専門医あるいは入院施設のある肛門科を紹介します（尖圭コンジローマを除く）．外科的処置を行う場合もありますが，切開排膿や病変が小さい場合を除き，日帰り手術の適応となることはあまりありません．

A　良性皮膚腫瘤

　肛門周囲皮膚の良性腫瘤は原因や発生母地により以下の疾患が代表的です．

1．粉　瘤

　外胚葉組織が皮下に陥入し囊胞を形成した病変で（図28），感染すると発赤を伴った腫脹をきたし疼痛を伴います．体質的なものによることが多く，発症する人は何回もなります．皮膚に単発でできる「おでき」のほとんどがこの疾患です．
　治療は感染している場合は切開排膿，感染なしの場合は粉瘤自体を日帰りで切除縫合します．

2．化膿性汗腺炎

　アポクリン腺などの汗腺が細菌感染を起こし腫脹した病変です（図29）．いわゆる「あせも」から発展する場合もあります．ひどい場合は皮膚が硬化し瘢痕形成します．
　治療は抗生物質入りのステロイド軟膏を使用します．

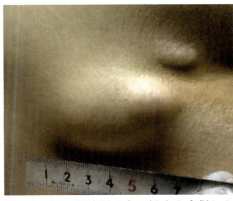 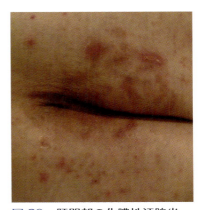

図28　皮下脂肪種の上に粉瘤を合併したまれな症例　　図29　肛門部の化膿性汗腺炎

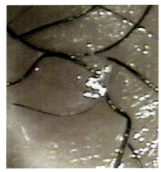 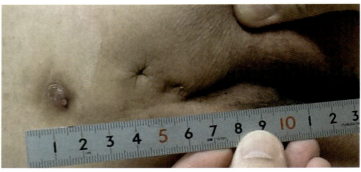

図30　毛包炎
毛根に炎症発赤を認めます．

図31　開口部が多発している毛巣洞

3．毛包炎（毛嚢炎）

　毛嚢，いわゆる毛穴に炎症が起こった病変です（図30）．細菌感染すると「癤（せつ）」と呼ばれ，集簇すると「癰（よう）」と呼ばれます．毛穴の周囲が赤く腫れたり，黄色の膿瘍を形成したりします．化膿性汗腺炎との違いは「毛穴」の周囲に炎症が起こっているかどうかです．
　治療は抗生物質入りのステロイド軟膏を使用します．

4．毛巣洞
【疾患・病態】
　毛巣洞は体の正中，特に仙骨部に生じる小さな凹みで，長時間の坐位などにより毛根が歪められ，体内に向けて発毛することで発症します（図31）．体毛を媒体として細菌感染を繰り返し，瘻孔を形成していきます．瘻孔が深く長くなっていくと仙骨まで到達する場合もあります．欧米では「Jeep disease」と呼ばれ報告も多いですが，日本では比較的まれな疾患とされています．
【治療方針】
　治療は瘻管を含めたすべての硬結の切除です．皮膚欠損が大きい場合や仙骨骨膜に到達している場合などはV-Yフラップなどの皮弁を用いて縫合閉鎖が必要ですが，基本的に創は開放で湿潤ガーゼのみできれいに治癒します．いずれにしても一時的な切開排膿以外の根治術は入院で行います．

5．膿皮症
　前述の1.～4.の病変が多発した最終形態で，肛門周囲，臀部皮膚がクレーターのようになります（図32）．疼痛，浸出液が慢性化してしまった場合には，硬結をすべて切除し，皮弁を形成したり，loose setonを併用する手術が必要となります．これらを日帰り手術で行うことは難しいので，入院施設のある肛門科を紹介します．

6．脂肪腫
　皮下に形成された軟らかい腫瘤です．感染すると疼痛を伴いますが，主に「徐々に大き

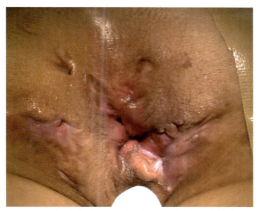

図32 痔瘻術後 10 年後の膿皮症合併例

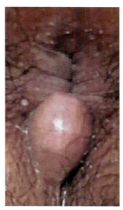

図33 血栓性外痔核様の脂肪腫
柔らかく穿刺すると脂肪組織が採取されました（病理組織検査は cyst）．

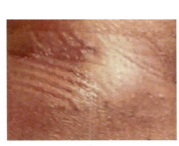
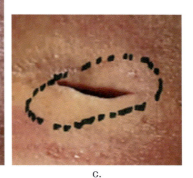

a.   b.   c.

図34 感染性粉瘤の切開の様子
a：切開前，b：切開中，c：切開後（ゲンタシン軟膏を塗布し終了）

くなってきた」ということを主訴に来院されます（図33）．局所麻酔下に内容物を吸引すると，消失します．念のため細胞診に出したほうがよいでしょう．繰り返す場合は切除を日帰りで行います．

　1.～6.（粉瘤～脂肪腫）の病変は黄色ブドウ球菌をはじめとする皮膚常在菌に感染しやすい状況になっています．よって膿瘍を形成した場合は，日帰りで切開排膿（図34）や，病変が小さい場合は二期的に切除縫合をしてもよいでしょう．

7．痔瘻二次口

　円形の不良肉芽として認識される場合が多く，中心から浸出液の流出を認めます．
治療は痔瘻の手術に準じます．

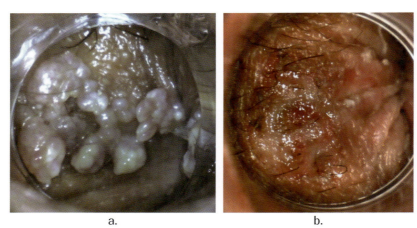

図35 尖圭コンジローマ
a：レーザー蒸散前，b：レーザー蒸散後1日目

8．尖圭コンジローマ
【疾患・病態】
　ヒトパピローマウイルスによる性行為感染症で，「鶏冠（とさか）」のような腫瘤を形成するのが特徴的です．皮膚，肛門上皮から発生し皮下には浸潤しません．

【治療方針】
　治療は病変部を取り残さないように徹底的にすべて切除します．炭酸ガスレーザーで蒸散させても大丈夫です（図35）．もちろん1回で治癒するように切除しますが，肉眼で確認できないものを考慮し，「再発したら，再度切除しましょう」くらいのインフォームド・コンセントをしておくことが大切です．

　本疾患は皮膚疾患ですが，肛門上皮の直腸ギリギリまで浸潤している場合があります．肛門管の中は皮膚科の治療の対象ではなく，痔核を伴う場合もあります．そのような場合は，肛門にかかる部位のみ結紮切除を行います．また肛門管全周に及ぶ場合は，大きなところのみ結紮切除を行い，他は炭酸ガスレーザーで蒸散させましょう．そうしないと狭窄の原因となります．

　以上のように，本疾患は肛門科で治療が必要なケースが多いことをおさえておきましょう．

B　悪性皮膚腫瘍

　肛門上皮およびその周囲皮膚より発生する悪性腫瘍は比較的まれで，肛門外科医人生の中で何回も遭遇するものではありません．しかし，通常と違う病変を見たときのために常に念頭に置いておき，発生や名称くらいは知っておく必要があります．悪性黒色腫や上皮性腫瘍などはわかりやすいですが，アポクリン腺から発生する乳房外Paget病やケラチノサイト由来のBowen病などは知らないと疑えないので病態や形状くらいは覚えておきましょう．

当然，麻酔下生検で診断がついたらhigh volume centerに紹介となりますので，日帰り治療の対象ではありません．

C 肛門皮膚炎

1. 肛門掻痒症

肛門掻痒症は肛門周囲に皮疹を認めないにもかかわらず掻痒感をきたすものです．厳密には原因が明らかでない特発性肛門掻痒症と何らかの原因が考えられる続発性肛門掻痒症があります．プライマリケアで治癒しない場合は皮膚科へ紹介しましょう．

a. 特発性肛門掻痒症
【問診】

特発性が疑わしい場合は以下の5項目について問診し，生活指導などを行いましょう．
①排便習慣トイレシャワーの使用
　→適切なトイレシャワーの使用を指導する．
②石鹸の使用
　→肛門を石鹸でゴシゴシ洗うと肛門に必要な油分まで失われてしまい，皮膚炎の原因になりやすい．肛門を洗う際は温水だけで十分であることを説明する．
③臀裂の深さと湿潤
　→臀裂が深い場合は汗や汚物が肛門皮膚に長く付着することで接触性皮膚炎，いわゆる"かぶれ"の原因になりやすい
④ステロイドの長期使用
　→皮膚に色素沈着を伴い，組織が脆弱になるため常用を中止する．
⑤毛量
　→毛深い場合は毛に汚れが付着し拭き切ることができず清潔が保てないため，院内で剃毛や脱毛などを行います[22]．

以上を実践したうえで，「痒い＝何らかのアレルギー」と仮定し，抗アレルギー薬投与と軟膏塗布を行います．当院では以下のような処方をしています．

【治療方針】
1) 処方例：軽症の場合

・クロタミトン・ヒドロコルチゾン配合軟膏
・亜鉛化軟膏
　以上を混合して1日数回塗布．

2）処方例：中等症以上の場合（痒くて眠れない etc.)

内服
・オロパタジン塩酸塩（5 mg）2 錠　2×食後
・ヒドロキシジン（25 mg）1 錠 1×就寝前
・d-クロルフェニラミンマレイン酸塩（2 mg）1 錠 1×就寝前

外用
・クロタミトン軟膏とクロベタゾールプロピオン酸エステルを混合
　1 日数回塗布
・亜鉛化軟膏
　1 日数回塗布

b. 続発性肛門掻痒症

続発性肛門掻痒症の原因は以下のとおりです．原因疾患を治療しましょう．

①薬剤性（塗り薬，内服など）
②全身疾患（Behçet 病，SLE など）
③直腸肛門疾患
④感染症（蟯虫，カンジダ，ヘルペス）
⑤婦人科系疾患
⑥肛門神経症
⑦神経因性骨盤臓器症候群（neurogenic intrapelvic syndrome：NIS)[23]
⑧悪性疾患（Paget 病，Bowen 病）
⑨低位前方切除症候群（low anterior resection syndrome：LARS）

2. 股部白癬

【疾患・病態】

いわゆる「お股の水虫，いんきんたむし」です．肛門が白癬菌にさらされ，1 日以上放置していると感染してしまう場合が多いです．特にもともと爪白癬があり，指で肛門部を掻いてしまい発症する場合もあります．外見は輪状の紅斑が特徴的です．

【治療方針】

治療は 1～2 週間の内服と外用薬で行いますが，難治性の場合には皮膚科に紹介します．ただし，接触性皮膚炎のように見える輪状紅斑もあり，ステロイドで治癒しない場合は抗真菌薬であっさり改善する場合もあるので注意が必要です（図 36）．

3. トイレシャワー症候群

【疾患・病態】

トイレシャワーを過度に使いすぎ，肛門を「ゴシゴシ洗いすぎる」のと同じ状況になることを言います．それにより，肛門皮膚に必要な油分まで失われることにより痒みの原因となります．

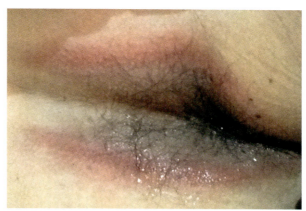

図36 非典型的な股部白癬の輪状紅斑
接触性皮膚炎として加療していたが難治性で抗真菌薬にて改善した症例.

【治療方針】
　トイレシャワーを浣腸変わりに使用してしまう方がいますが，そのような患者さんにはしっかりと排便ケア指導を行いましょう．治療は適切なトイレシャワー指導と亜鉛化軟膏の塗布です．

6 その他の肛門部の疾患・症状

A 自己臭症，肛門神経症

【疾患・病態】

「肛門が臭う」や「ガスが漏れる」という主訴に対し，臭いや漏れの有無が一致しないものをいいます．実際には「気持ちの問題」とされ，心療内科や精神科に紹介されてしまうケースがあります．しかし患者当人としては身体の治療のみを希望しているため，ドクターショッピングの原因となってしまいます[22]．よって自己臭症を疑った場合は時間をかけて入念に診察そして精密検査を行い患者さんから十分な「理解」を得ることが大切です．

精査は全大腸内視鏡検査，肛門内圧検査，腹部骨盤CT，エコーを行います．必要であれば，デジタル肛門鏡を録画説明するか，患者さん自身にリアルタイムで見てもらいながら異常がないことを一緒に確認します．そして，十分精査したが，肛門自体には異常がないことを説明します．

【対応・ケア】

説明してもなおかつ患者さんが「臭う」という場合は，一定の理解を示しましょう．たとえば，「もしかしたら肛門機能が低下してきている可能性があるかもしれないので，骨盤底筋体操をしておきましょう」という感じに指導を行うことで，自己否定感をなくし安心感を与えることができます．抗不安薬などをやみくもに処方するのはやめましょう．

B 神経因性骨盤臓器症候群

【疾患・病態】

神経因性骨盤臓器症候群（neurogenic intrapelvic syndrome: NIS）は2010年に高野らにより発表された疾患概念です．陰部神経に沿って圧痛ある硬結を触知するケースに肛門痛，括約筋不全，排便障害，腹部症状，腰椎症状などの種々の症状を併発しています．これらの病態は，第2，3，4仙骨から発する体神経である仙骨神経と同部位より発した自律神経である骨盤内臓神経の両神経支配領域の諸臓器に出現するとされていますが，未だ病態の本質は解明されていません[23]．

【治療方針】

治療は日帰りクリニックでできることは限られています．肛門痛にはトリガーポイントブロック[24,25]や仙骨神経ブロックが有用で，NSAIDsなどの経口鎮痛薬は効かない場合が多いです．その他の治療は専門病院での集学的治療が必要なため，NISを疑ったら基本的にhigh volume centerに紹介します．

機能性直腸肛門痛

【疾患・病態】

　肛門に明確な器質的疾患を認めないにもかかわらず直腸肛門の疼痛や不快感を引き起こす状態をいいます．肛門表面のピリピリした痛みであったり，肛門内部（直腸近辺）のズーンとした痛みであったり症状は多岐にわたりますが，原因ははっきりとわかっていません．たとえるなら胸背部痛を訴える患者さんを精査した結果，原因が何もみつからず「肋間神経痛」と診断するような感じです．ときおり会陰部ヘルペスの後遺症や腰椎疾患が紛れていることがあるので，そのあたりの問診や精査は重要になってきます．

【治療方針】

　治療は漢方（疎経活血湯）やクロナゼパムの内服で改善する場合があります．ただし，原因不明のためバイオフィードバックや排便コントロール，低周波電気治療などをトライしてみてもよいでしょう．

文　献

1) 日本大腸肛門病学会（編）：肛門疾患（痔核・痔瘻・裂肛）・直腸脱診療ガイドライン2020年版（改訂第2版），南江堂，2020
2) Longo A: Treatment of hemorrhoids disease by reduction of mucosa and hemorrhoidal prolapse with a circular suturing device: A new procedure. 6th World Congress of Endoscopic Surgery, p777-784, 1998
3) 藤川　亨，片山隆市，穴沢貞夫ほか：直腸脱に対する手術術式の検討．日臨外医会誌 54：2529-2534，1993
4) Golighel JC: Prolapse of the Rectum. Surgery of the anus, rectum and colon (4th ed), Baillere Tindall, p224-233, 1980
5) 池野嘉信，山崎俊幸，前田知世ほか：直腸粘膜脱症候群を合併した直腸癌の1例．日本大腸肛門病会誌 64：481-485，2011
6) 栗原浩幸：肛門部外来診療マニュアル（改訂第2版），南江堂，p38，2024
7) 大賀純一：ALTA単独療法における根治度評価．日本大腸肛門病会誌 72：1-7, 2019
8) Sato S, Oga J, Shirahata A, et al: Clinical impact of a new method using a clear proctoscope to evaluate the therapeutic effect of sclerotherapy with aluminum potassium sulfate and tannic acid (ALTA) for internal hemorrhoids: a prospective cohort study. Quant Imaging Med Surg 13：441-448, 2023
9) De Robles MS, Young CJ: Transperineal rectocele repair is ideal for patients presenting with fecal incontinence. Ann Coloproctol 38(5)：376-379, 2022
10) Leventoglu S, Mentes B, Akin M, et al: Transperineal rectocele repair with polyglycolic acid mesh: a case series. Dis Colon Rectum 50：2085-2095, 2007
11) Kim JH, Lee YP, Suh KW: Changes in anorectal physiology following injection sclerotherapy using aluminum potassium sulfate and tannic acid versus transanal repair in patients with symptomatic rectocele; a retrospective cohort study. BMC Surg 18：1-8, 2018
12) Abe T, Kunimoto M, Hachiro Y, et al: Injection sclerotherapy using aluminum potassium sulfate and tannic acid in the treatment of symptomatic rectocele: A prospective case series, Int J Surg 30：94-98, 2016
13) Yamana T, Takahashi T, Iwadare J, et al: Clinical and physiologic outcomes after transvaginal rectocele repair. Dis Colon Rectum 49：661-667, 2006

14) 福田ゆり，東　光邦：結紮切除後の術後疼痛に対する芍薬甘草湯術前投与による鎮痛効果の検討．日本大腸肛門病会誌 **67**：324-329, 2014

15) 飯田直子，羽田丈紀，村井隆三ほか：クラミジア直腸炎と鑑別を要した非典型潰瘍性大腸炎の1例．日本大腸肛門病会誌 **70**：440-444, 2017

16) 磯崎　豊，鈴木建太朗，松山竜三ほか：便潜血反応陽性を契機に診断されたクラミジア直腸炎の3例．Gastroenterol Endosc **51**(8)：1707-1712, 2009

17) 日本大腸肛門病学会（編）：便失禁診療ガイドライン 2024 年版（改訂第 2 版），南江堂，2024

18) Parks AG, Gordon PH, Hardcastle JD: A classification of fistula-in-ano. Br J Surg **63**: 1-12, 1976

19) 隅越幸男，高野正博，岡田光生ほか：痔瘻の分類．日本 大腸肛門病会誌 **25**：177-184，1972

20) 栗原浩幸，金井忠男，石川　徹ほか：痔瘻の新分類—後方複雑痔瘻および低位筋間痔瘻を明確化した痔瘻分類．日本大腸肛門病会誌 **61**：467-475, 2008

21) 岡本欣也，那須聡果，東　侑生ほか：痔瘻の手術—新しい試み，工夫．日本大腸肛門病会誌 **74**：557-571, 2021

22) 小村憲一，杉山順子：肛門科医院における「肛門が臭う」という主訴患者に対する治療の実際．日本大腸肛門病会誌 **75**：162-169, 2022

23) 高野正博，緒方俊二，野崎良一ほか：続報　神経因性骨盤臓器症候群（NIS）537 例の治療とその成績．日本大腸肛門病会誌 **64**：201-213, 2011

24) 仲西信乃，大瀬戸清茂：会陰部痛に対するペインクリニックの治療．大塚薬報 **639**：32-33, 2008

25) 高岸憲二，篠崎哲也，荒 毅ほか：肩こりの原因と治療．医事新報 **4318**：53-57, 2007

肛門科クリニックを開業―こんなにわからないことが　私の肛門外科修行③

　肛門の日帰り手術を可能にするのは，医療側の高い技術力と良好な環境，日帰り手術の経験値ですが，自分はそれらが十分に整わないまま開業してしまいました．そのため，大きな壁にぶつかることとなります．実際には，まず肛門専門病院で勤務していないため，基本的な名称があいまいであったり，簡単な手技でもわからないものが少なからずありました．たとえば，半閉鎖するLEと保険請求するミリガン・モルガンの違いがあいまいであったり，「皮垂切除」の対応方法がわからなかったり……などなどです．

　また，入院手術に慣れていたため，日帰りでの術後疼痛や出血への対策がうまくできておらず，たびたび後方支援病院のお世話になりました（このことはⅠ章冒頭のp6に「べからず」的に書いていますが，自身の反省を込めた教訓です）．という風に挙げればキリがないほどの迷路に突入してしまいました．

　課題を克服するため，まずは学会へ積極的に発表参加を行うようにしました．さらに，著名な日帰り手術施設で研修を受け，肛門病学の基本理念を学ぶことから本格的な修行を始めました．

　一方，私には強みもありました．Ⅳ章で解説する「麻酔」です（p100に続く）．また，肛門科の専門施設の見学を重ねるうちに，見学のコツについても身につけることができたと思っています（p122に続く）．

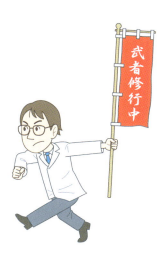

肛門部の治療

日帰り手術を中心に

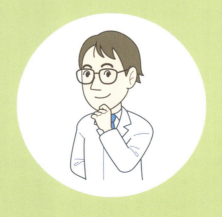

1 | 治療法の選択と保存的療法

A 治療法選択の基本的な考え方

外来診療における肛門疾患の治療は患者さん自身による選択が大前提となります。診察上は手術の適応と医師が判断したとしても，アドヒアランスを高めるために最新治療から古典的治療まで十分なインフォームド・コンセントを行い，最終的には患者さん自身が治療法を選択するのがベストでしょう。当然，紹介病院での入院治療も可能であることも説明します。そうすることで万が一何らかの有害事象が発生したとしても誠意を尽くして対応していることが患者さんにも伝わりやすくなるでしょう。

B 保存的療法

B-1 全大腸内視鏡検査（TCS）と排便コントロール

1. 排便障害改善の重要性

肛門疾患の原因として多いのが排便障害です。この排便障害を改善するだけで，肛門疾患に対する主訴が消失する場合があります。よって術前の段階で排便評価をしっかり行い，できるだけ全大腸内視鏡検査（total colonoscopy：TCS）後に排便コントロールを行いましょう。TCSを行っておくと排便コントロール薬による蠕動痛が予防できるため，内服薬のコンプライアンス向上につながります。患者さんにとっては排便コントロールのみで治療可能なら，それに越したことはないでしょう。さらに術前に排便コントロールを行っておくと，術後の排便時疼痛が大幅に緩和されます。

2. 排便評価法

具体的な排便評価は以下のとおりに行っています。Bristol便性状スケール（BSS）に排便回数を組み合わせて行う当院独自の評価法です。

表1はBSSのtype 1～3をa，type 4,5をb，type 6,7をcと分類したものです。そして排便回数による分類を表2のように行います（Dはdefecationの"D"）。

排便評価は表2の排便回数に表1のBSSを組み合わせます。組み合わせたものが表3で，この7パターンで評価を行います（表3は表2の排便回数のD-2にBSSのtypeをa,b,cに細分類しただけです）。

これを最初の問診時にカルテに記載することになります。実際の記載例としては，「排便評価 D-2a」と書きます。ここで一つ注意すべきことがあります。便の性状を問診する際

表1　Bristol便性状スケール（BSS）

	type	形　状
a	1	硬くてコロコロの兎糞状の便
	2	ソーセージ状であるが硬い便
	3	表面にひび割れのあるソーセージ状の便
b	4	表面がなめらかで柔らかいソーセージ状，あるいは蛇のようなとぐろを巻く便
	5	はっきりとしたしわのある柔らかい半分固形の便
c	6	境界がほぐれて，ふにゃふにゃの不定形の小片便，泥状の便
	7	水様で，固形物を含まない液体状の便

(Heaton KW, et al：Gut **33**：818-824，1992 より引用)

表2　排便回数の分類

分類	排便回数
D-1	1日4回以上
D-2	1日1〜3回
D-3a	2〜3日に1回
D-3b	4日以上に1回
D-4	回数によらず，便秘・下痢が交互

表3　排便評価（排便回数とBSSの組み合わせ）

分類	排便回数
D-1	1日4回以上
D-2a	1日1〜3回　BSS type 1-3
D-2b	1日1〜3回　BSS type 4, 5
D-2c	1日1〜3回　BSS type 6, 7
D-3a	2〜3日に1回
D-3b	4日以上に1回
D-4	回数によらず，便秘・下痢が交互

に，一度の排便で硬便と軟便が混在している場合があります．そのような場合には必ず硬いほうを評価の対象にします．たとえば，「出始めが硬いが，出始めると軟らかい」などは患者さんによっては軟らかいほうを申告することがあります．必ず「出始めが硬かったりしないですか？」と聞くようにしましょう．そうすれば直腸性便秘などの見逃し防止になります．排便評価後は D-2b 以外が排便コントロールの対象となります．

　排便コントロールとは，「腸内環境をよい状態に保ち，1日に1〜3回，BSS type 4,5の便（排便評価 D-2b）が5分以内の怒責でスムーズに出るような排便習慣と投薬を行っていくこと」です．実際には排便評価により図1に示したような排便コントロール投薬を行います．原則的に TCS が施行されていることが前提です．よって TCS の受容性が高い環境にしておく必要があります．つまり鎮静薬がなくても常に「しんどくない大腸内視鏡挿入技術」を確立しておかなければなりません．患者さんに「昔と違って今の大腸内視鏡検査は苦痛なく終わってしまうので安心してください」と言えるくらいの技術的な余裕を持

ちましょう（次ページのコラム参照）．

　患者さんにはブリストール便性状スケールを参考にしながら性状，排便時間，内服薬について1週間ほど記載していただきます（おつうじ日記，図2）．

　投薬による排便コントロールのプロトコール（図1）は，実際には生活習慣などの排便ケア（Ⅵ章，p131以下参照）も含めて総合的に行っていくことが大切です．

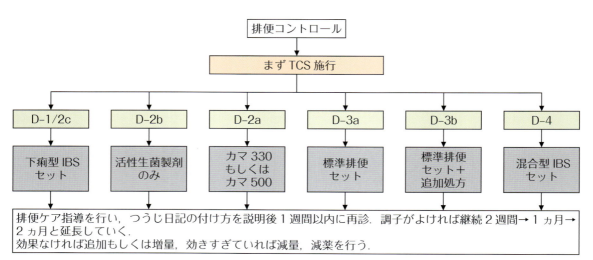

図1　排便コントロールの実際

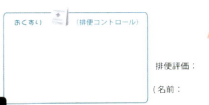

図2　当院のおつうじ日記

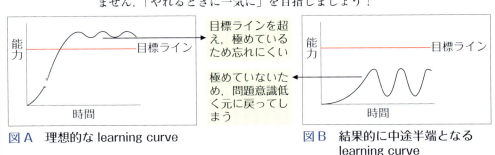

TCSの上達のコツ（著者のケース）

著者の場合は大腸内視鏡挿入法を修得するための勉強会「二木会」において，積極的にビデオカンファレンスに参加するとともに師範の先生方の著書を徹底的に読み漁りました[1, 2]．また自分の挿入をビデオに残し，後でそれを明文化するというやり方を500例以上行った後で多くの施設で上級者の挿入法を見学し[3]，今も1例1例を大切に検査させてもらっています．こういう技術系習得のコツは「やれるときに一気に極めてしまう」ことに尽きると考えます．

もちろん「日々の努力の積み重ね」やアップデートも大切ですが，極めるところまで到達していないと積み重ねては忘れの繰り返しになり疲弊してしまいます．いわゆるlearning curveの問題です．図Aのようなlearning curveが理想的ですが，図Bのようになるといつまでたっても上達しません．「やれるときに一気に」を目指しましょう！

図A　理想的なlearning curve
図B　結果的に中途半端となるlearning curve

B-2 　痔疾用薬物治療

　痔疾患用坐剤の数は出荷規制などにより減少傾向にありますが，その中でもしっかりと使い分けをします．まずはそれぞれの薬剤についてしっかりと理解しておくことが正しい処方につながります．

1．内服薬（表4）

a．ヘモナーゼ®配合錠

　ヘモナーゼ®配合錠はブロメラインとトコフェロール酢酸エステルの合剤で，ブロメラインには創傷治癒促進，不良肉芽除去作用があり，トコフェロール酢酸エステルには末梢循環を含めた微小循環賦活作用があります．

　当院では血栓性外痔核や術後の患者さんに1ヵ月ほど内服してもらっています．

b．ヘモクロン®

　ヘモクロン®の成分はトリベノシド（六炭糖glucofuranose誘導体）で多糖類は主に循環障害改善作用や抗浮腫作用，創傷治癒促進作用があることが解明されており，本邦では約50年近く使用されています．

　当院では主に脱出性内外痔核や嵌頓痔核などに処方しています．

c．乙字湯

　漢方薬ですので，その作用機序について詳記するのはここでは避けます．ただし，その有用性については文献的にも証明されており[4]，当院では裂肛や痔核腫脹，排便障害があり漢方薬が飲める方には処方をしています．

表4　痔疾患用内服薬

製品名	①ヘモナーゼ配合錠	②ヘモクロン	③乙字湯
抗炎症作用	●		●
鎮痛作用			●
止痒作用			
止血作用			●
抗菌作用			
創傷治癒作用	●	●	
血行改善作用	●	●	
血栓溶解作用	●		
成分・分量	〈1錠中〉ブロメライン 35,000ブロメライン単位 トコフェロール酢酸エステル 10 mg	〈1カプセル中〉トリベノシド　200 mg（六炭糖glucofuranose誘導体）	トウキ，サイコ，オウゴン，カンゾウ，ショウマ，ダイオウ
効能・効果	◆痔核・裂肛の症状（出血，疼痛，腫脹，痒感）の緩和 ◆肛門部手術創の治癒促進	◆内痔核に伴う出血・腫脹	◆裂肛，痔核腫脹の緩和

表5 痔疾患用外用薬

製品名	ヘモポリゾン軟膏（強力ポステリザン軟膏）	ヘモレックス軟膏	ネリザ坐剤	ボラザG軟膏	ヘルミチンS
抗炎症作用	●	●	●	●	●
鎮痛作用		●	●	●	●
止痒作用	●	●			
止血作用		●			
抗菌作用	●	●			
創傷治癒作用	●			●	
血行改善作用				●	
血栓溶解作用					
成分・分量	〈1g中〉大腸菌死菌浮遊液　0.163mL（大腸菌死菌約2.59億個）ヒドロコルチゾン　2.5mg	〈1g中〉ヒドロコルチゾン　5mgジブカイン塩酸塩　5mgフラジオマイシン硫酸塩7.1mg（力価）エスクロシド10mg	〈1個中〉ジフルコルトロン吉草酸エステル　0.2mgリドカイン40mg	〈1個中〉トリベノシド200mgリドカイン40mg	〈1個中〉リドカイン36mg次没食子酸ビスマス　40mgアミノ安息香酸エチル　128mg
効能・効果	◆痔核・裂肛の症状（出血，疼痛，腫脹，痒感）の緩解◆肛門部手術創◆肛門周囲の湿疹・皮膚炎◆軽度な直腸炎の症状の緩解	◆痔核・裂肛の症状（出血，疼痛，腫脹，痒感）の緩解◆肛門周囲の湿疹・皮膚炎	◆痔核に伴う症状（出血，疼痛，腫脹）の緩解	◆痔核の抗浮腫作用◆表面麻酔作用	◆創の収れん作用◆アレルギー，掻痒注意

2. 外用薬（表5）

a. ヘモポリゾン®軟膏

　ヘモポリゾン®軟膏は大腸菌死菌浮遊液とヒドロコルチゾンの合剤で大腸菌死菌浮遊液には白血球遊走能を高め，局所感染防御能作用があり，また肉芽形成促進作用により創傷治癒を促進します．ヒドロコルチゾンはステロイドですので抗炎症作用を発揮します．大腸菌死菌浮遊液は文字どおり死んだ大腸菌ですが，抗原性は残っているため白血球が反応し，創傷局部の免疫能が上がります．同様にしてマクロファージが優勢となり，マクロファージから産生される増殖因子が線維芽細胞を増殖させて肉芽形成されます．

　よって当院では術後に疼痛の少ない患者さんに処方しています．

b. ヘモレックス®軟膏

　ヘモレックス®軟膏はヒドロコルチゾンとジブカイン塩酸塩，フラジオマイシン塩酸塩，エスクロシドの合剤です．ジブカインは主に粘膜から吸収される局所麻酔薬ですので，裂

肛や術後の疼痛緩和の適応となります。フラジオマイシンはアミノグリコシド系抗菌薬で主にブドウ球菌などに効果があります。エスクロシドは血管保護薬で血管壁の強化および毛細管の透過性を低下させ出血を防止します。

このようにヘモレックス®は最も含有薬剤が豊富で総合的に効果も高いとされています。そのため術後の疼痛を伴う患者さんに使用します。

c. ネリザ®坐剤

ネリザ®坐剤はステロイドとリドカインの合剤ですが、リドカインを最も多く含んでいます。またリドカインは皮膚からも吸収されるため、軟膏で使用しても鎮痛効果が期待できます。

当院では主に嵌頓痔核や疼痛の強い症例に使用しています。

d. ボラザG®軟膏

ボラザG®軟膏はトリベネシドとリドカインの合剤です。トリベネシドはヘモクロンと同じです。この薬剤の特徴は唯一ステロイド剤を含まないということです。ステロイドは長期連用により、皮膚の脆弱化や変色をきたすため、長期連用をする際にはボラザG®軟膏がよいでしょう。

e. ヘルミチンS®

ヘルミチンS®はリドカインとアミノ安息香酸エチル、次没食子酸ビスマスの合剤です。リドカインはアミド型の短期作用型、アミノ安息香酸エチルはエステル型の長期作用型の局所麻酔薬であるため、鎮痛に最適な薬剤です。しかしエステル型局所麻酔薬はアレルギーの発症が問題で、瘙痒などの症状が出ることがあります。収斂剤の次没食子酸ビスマスは局所の蛋白質に作用し、保護を促進する作用があります。外用剤の中で収斂剤を含んでいるのはヘルミチン®のみです。

当院では裂肛に多用しています。

3. 疾患別処方

表6に術後を含めた疾患別外用の処方例を示します。

これらを内服薬と併せて1週間程度投与し、改善がないときは治療方針を変えます。

表6 痔疾患用外用薬の処方例

疾　患	処　方
嵌頓痔核，脱出性痔核	ネリザ®坐剤＋先端にポステリザン®軟膏
血栓性外痔核	ボラザ®軟膏
慢性裂肛，急性裂肛，肛門狭窄	ヘルミチン®＋先端にポステリザン®軟膏
痔瘻	ヘモレックス®軟膏

表7　術後の創部への外用薬処方例

疼痛レベル	処　方
術後安静時 VAS 3 以下	ポステリザン®軟膏塗布＋ガーゼ
術後安静時 VAS 4 以上	ヘモレックス®軟膏塗布＋ガーゼ（2 週目よりヘルミチン®追加）

4. 術後の対応

　術後は術創を清潔・ドライに保つため，シャワー浴，トイレシャワー洗浄後に必ずガーゼに軟膏を塗布して創部に挟んでもらいます（表7）．以上を適切な排便コントロール下に行います．

　術後は疼痛時の非ステロイド性抗炎症薬（NSAIDs）坐剤以外は基本的にガーゼに軟膏を塗って肛門に挟むのみです．それを出血や浸出液がなくなるまで繰り返してもらいます．

2 | 半手術療法

　本書では，メスを入れないが何かしらの局所処置を行うものをあえて「半手術療法」として区別して紹介します．

A　ゴム輪結紮療法

　内視鏡的食道静脈瘤結紮術（EVL）に用いられる EVL キットや鉗子を用いたゴム輪結紮器（Barron や McGivney）で痔核を瞬時に緊縛し，壊死脱落させる方法です．内痔核のみであれば疼痛もなく比較的容易に行えるので，ベッドサイドでの治療が可能となります．ただし，痔核出血などの局所的な処置には向いていますが，これのみで痔核すべてを根治させるのは難しいでしょう．

B　硬化療法

　一般に硬化療法には，①5％フェノールアーモンドオイル（パオスクレー®）と②硫酸アルミニウムアリウム・タンニン酸液（ジオン注®）を用いる方法（aluminum potassium sulfate hydrate・tannic acid therapy：ALTA 療法），③ポリドカノールや ethanolamine oleate を用いる方法があります．本邦では①②が痔核治療の保険適用となっており，③は食道静脈瘤や下肢静脈瘤の適応となっています．海外では③が痔核治療に使用されることが多いようです[5-7]．ALTA 療法は新しい治療法であるため，本書では重点的に取り扱いや手技の実際，注意点について解説していきます．

B-1　5％ フェノールアーモンドオイル（パオスクレー®）療法

　痔核にパオスクレーをダイレクトに注射し，治療します．硬化療法としてはかなり以前より行われていましたが，効果が長続きせず1年前後で再発する場合が多いです[8]．一方，痔核出血に効果があるため現在でも使用されています．

B-2　ALTA（ジオン®注）療法

1．治療効果

　本剤は有効成分の硫酸アルミニウムカリウム水和物により出血症状や脱出症状を改善させ，タンニン酸が硫酸アルミニウムカリウム水和物の働きを調節することで，痔核に流れ

動画4

込む血液の量を減らし，痔核を硬化させて粘膜に癒着・固定させる作用があります．この方法は，従来手術適応である「脱出する内痔核」についても効果があり，新たな痔核治療の選択肢の一つとして2005年5月に保険収載されました．当院でも痔核全般のうちALTA単独療法のみで約80％が根治しています．実際の注射法は，★動画4（ALTA療法の注射）のとおりに行えばほとんど合併症を起こすことはなく安全に施行可能です．

第11回内痔核治療法研究会（2017年）での当院集計では5年再発率はおよそ8％程度でした．入院での痔核結紮切除術の再発率1％前後と比較すると高い再発率のように思われますが，実際は手技的にまだまだ発展途上であり，日帰りで術後疼痛が極めて少ないことを考慮すると8％は決して高い数字ではないでしょう．

またALTA自体を補助的に使用するALTA併用療法も標準的になりつつあり，多様な使用経験が報告されています．それについては手術療法のところで解説します（p88参照）．

ALTA療法の注意事項

ALTA療法は約20年前から行われている新しい治療法のため，初期にはさまざまなトラブルも報告されました．事前の全大腸内視鏡検査（TCS）については，筆者は他院で施行されている場合でも必ず自院で再度TCSを施行するようにしています．以下は過去に報告されたトラブル症例から，今でも注意すべきと思われるものを例示します．

【文献報告より】[10]　79歳，男性．主訴：排便時出血．

上記主訴にて前医を受診．前医にて全大腸内視鏡検査を行い異常なく，内痔核出血にて紹介となった．保存的治療にて改善せず，前医でのTCSは異常なしとのことでALTA単独療法を施行した．術後経過は良好で翌日退院となった．

術後7日目の外来受診時は問題なかったが，術後29日目より排便時出血が出現したため，坐剤で経過観察した．しかし59日目受診時にも出血が続き，直腸内視鏡検査を施行したところ，歯状線より5cmまでの下部直腸に連続性の発赤，びらんを認めた．同日より潰瘍性大腸炎を疑い，メサラジン腸溶錠とプレドニン含有注腸フォーム剤を開始した．その後も腹痛を伴う血性下痢が続き術後72日目に再入院となった．

入院時直腸鏡でALTA注入部に深掘れの直腸潰瘍を認め集中的な治療を行ったが，中毒性巨大結腸症となり大腸穿孔が疑われ緊急手術となった．術中所見では盲腸に穿孔を認め，大腸亜全摘および単孔式回腸ストマ造設となった．切除標本には全結腸にびまん性の潰瘍を認め，病理組織学的にも潰瘍性大腸炎と診断された．

術後経過は良好で，大腸亜全摘術後25日目に退院となった．前医の内視鏡画像を検証すると盲腸および下部直腸に微小なびらんを認めていた．この微小なびらんが潰瘍性大腸炎発症の前段階であった可能性は否定できない．

【自院例】　37歳，男性．主訴：排便時脱出

上記主訴にて来院し，脱出性内外痔核の診断で，ALTA単独療法を施行した．術後1週間後より肛門に疼痛を認め，直腸鏡で5時方向の肛門上皮に潰瘍の形成を認めた．その後も疼痛強く，術後10日目に日帰りで5時方向の肛門潰瘍に連続するようにドレナージ形成を行った．

術後経過は良好でドレナージ形成後21日目の外来受診で治癒を確認した．

2. 前処置と禁忌症例

　ALTA単独療法前に前処置は必要ありませんが，残便の多い症例では術前に浣腸をしておくことをお勧めします．そして，ALTA単独療法前には必ず全大腸内視鏡検査を行い，大腸病変を否定しておくことが大切です．炎症性腸疾患や放射線直腸炎の症例にALTAを投与すると局所に難治性の潰瘍を形成することがあります．

　また腎機能障害，放射線直腸炎，妊婦そして授乳婦には原則的に禁忌です．小児に関しては投与例も報告されていますが[9]，ALTA療法のガイドラインでは安全性が確立されていないということで推奨されていません．ALTA療法の施行にあたっては，内痔核治療法研究会の『ALTA療法（四段階注射法）ガイドライン』を一読しておくと間違いないでしょう．

3. 治療の評価とカルテへの記載

　術後の根治度評価は，患者側の主観的根治度（curability）とHSSで判定します．自覚症状完全消失をC-1，不変をC-3，その中間をC-2と定義し，それにHSS陽性はa（図3），陰性はb（図4）を組み合わせたものを使用します．HSS陽性の内腔の形状により三角形に見えるトライアングルサインから円形に見えるサークルサインまで色々な形が存在します．またALTA単独療法の術前カルテ記載は前述のように（p22参照），たとえば脱出性内痔核が存在し4時から6時の外痔核脱出を認めた場合は「HSS陰性（ePR4-6）」と記載します．非常に簡単ですが，これですべてなのです．術後は外痔核もすべて消失すれば「HSS陽性」のみの記載となります．評価別フォローアップはp41参照．

4. 有害事象とカルテへの記載

　有害事象が発生した場合は，根治度にp22にまとめた病変をClavien-Dingo分類のグレードを付けて表記します．たとえば，自覚症状は完全に消失し直腸鏡所見でHSS陽性であった症例が，2時方向にClavien-Dindo分類GradeⅡの直腸潰瘍を合併した場合は「C-1a＋UL2（GⅡ）」という記載になります．このように術前術後のカルテ記載を簡略かつわかりやすくすることにより，臨床研究における統計解析も非常にやりやすくなります．

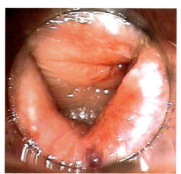

図3　ALTA単独療法術後写真
　　　HSS陽性（トライアングルサイン）

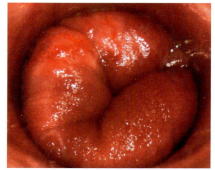

図4　ALTA単独療法術前写真
　　　HSS陰性

当院のALTA単独療法における有害事象は2014年の第8回内痔核治療法研究会での統計において発熱が3.0％で最も多く，次いで肛門痛2.3％，潰瘍形成1.5％で全体としては9.3％に何らかの有害事象を認めました（ただし，注射部位の硬結や違和感などのほぼ無症状の所見は有害事象とみなしていません）．有害事象への対応は後述します．

5. 治療の実際

実際のALTAを使用した代表的な治療例について紹介します．

> 症例1：52歳，男性
> 主訴：排便時脱出（Goligher Ⅲ）
> 直腸鏡所見：HSS陰性のみ（図5）
> カルテ記載：HSS陰性　G3
> 治療：HSS陰性のみですので，ALTA単独療法です．術後は小さなトライアングルサインでHSS陽性となりました（図6）．

症例2は手術治療を行った後，ALTA単独療法を追加施行する可能性がある症例です（本症例ではALTA単独療法は施行せずに治療を終了しました）．

> 症例2：41歳，女性
> 主訴：肛門痛および常時脱出
> 直腸鏡所見：HSS陰性および6時の慢性裂肛，5時の見張りいぼ
> カルテ記載：HSS陰性（CFS6）（T5）
> 治療：患者の訴えに「内痔核によるもの」を認めなかったため6時の見張りいぼ切除および裂肛切除術（＋外痔核切除）を施行しました．もし（CFS6）（T5）が治癒した後に内痔核による症状が出現したときはALTA単独療法を施行します．

6. 有害事象への対応法

適切な注射法を行っていれば有害事象はほとんど発生しませんが，万が一合併した場合の代表的な対処法は以下のとおりです．

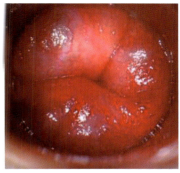
図5　術前：HSS陰性　G3

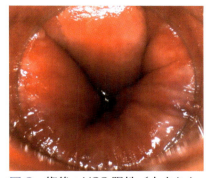
図6　術後：HSS陽性（小さなトライアングルサイン）

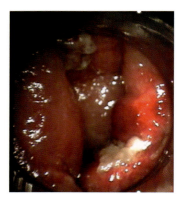

図7 ALTA単独療法後の直腸潰瘍
12時と5時に潰瘍を認めます．

a．潰瘍形成

　潰瘍形成には2パターンあります．まずは難治性の直腸潰瘍を形成したパターンです（図7）．小さな直腸潰瘍は血流不全などで発生するため，経過観察や対症療法で改善しますが，難治性の場合の多くは粘膜感染後の破綻に続発し形成されるため大量に出血することがあります．いわゆるClavien-Dindo分類のGradeⅡ以上のケースです．その場合は3日間ほどのステロイドパルス療法を行ったり，場合によっては入院による絶食治療が必要となります．

　次に肛門管に潰瘍を形成したパターンです．このケースはかなりまれですが，高度の肛門痛をきたすため早急にしっかりとドレナージを作製しなければなりません．深い潰瘍の場合はドレナージ創も大きくなるため，そのまま絶食入院になることもあります．その可能性については術前にしっかり説明しておく必要があるでしょう．

b．血栓形成

　症状を伴わない小さな血栓形成はたまに見かけますが，まれに有痛の血栓性外痔核を認めることがあります．その際は通常の血栓形成のように安易に血栓除去をしないほうがよいでしょう．内痔核のほうまで血栓形成している場合が多いため，血栓除去をすると出血が止まらなくなることがあります．なるべく鎮痛薬のみで対応するのがベターです．

　もしVAS 8以上が続くようであれば絶食入院の適応になります．

c．発　熱

　38℃以上の高熱が他の症状を伴わずに出現し，1日程度で解熱するのが特徴です．原因は薬剤熱とも言われていますが，はっきりとは不明です．数日続く場合や遅発性に出現する場合は骨盤内感染などを疑い，CTやMRI撮影などが必要になってきますが，通常は特に抗生物質などの治療は必要ありません．

d．遷延性の疼痛

　外痔核に薬剤を注入した場合は2-3日肛門痛を伴うことがありますが，基本的には経過観察で消失します．しかしまれに半年から1年ほど疼痛，違和感を訴える患者さんが存在するため十分なインフォームド・コンセントを術前に行っておくことが大切です．

ただし VAS 2-3 程度が多く，鎮痛薬内服で十分コントロールできます．

e. 排尿障害

前方の痔核に ALTA 注入した場合に起こることがあります．男性がほとんどで頻尿や排尿時のムズムズ感などが発生します．経過観察で十分ですが，処方を希望された場合には八味地黄丸を 3 日ほど内服してもらいます．

7. ALTA 単独療法のインフォームド・コンセント

ALTA 療法はさまざまな症例に効果があり，これからも適応は拡大することが予想されますが，安易に使用されることがないようにしっかりとしたインフォームド・コンセントも必要でしょう．そこでクリニック自体で ALTA 単独療法による日帰り治療の「冊子」を作っておくとよいと思います．

今回は当院における実際の説明の様子を再現するように箇条書きにして解説します．

a. 注射部位

まずは図 8 のような冠状断を見せながら以下のように説明します．
・これは肛門を立て切りにした図です．
・肛門には内と外の境界線があって，それを歯状線というのですが，それより内側にある血管の塊を内痔核，外側にあるものを外痔核といいます．
・この二つの痔核の大きな違いは痛覚があるかどうかということです．内痔核の表面には痛覚がないので，注射を打っても痛くありません．
・これを利用したものが硬化療法になります．

b. ALTA 療法の薬剤（ジオン®注）について

・ジオン注というのはアルミニウムとタンニン酸という成分の合剤になります．
・アルミニウムで血流を遮断し，組織を固めます．それを補助する薬剤がタンニン酸です．

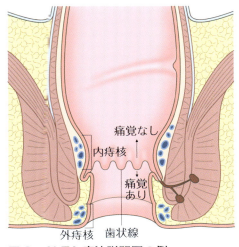
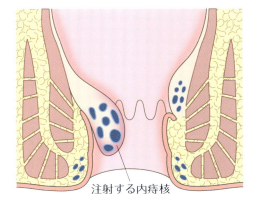

図 8　ALTA 療法説明図の例

・これらの頭文字をとって，硬化療法は ALTA とも呼ばれます．

c. 硬化療法の実際について

・硬化療法は先ほどの痛みのない内痔核に薬剤を注入します．
・4 段階注射法という特別なやり方で痔核それぞれに 4 回に分けて注入するのですが，薬剤を注入したあとにマッサージをするので，これが少し痛むときがあります．

d. 硬化療法後の作用について

・痔核に薬剤を注入すると，その部位に炎症が起こり，硬化していきます．
・硬化した痔核は 1 ヵ月ほどで吸収されて半分くらいの大きさになります．

e. ALTA 療法後（ジオン後）の経過と有害事象について

・ジオン後の経過を説明しておきます．
・まずは当日，ジオン後にアレルギー症状などの副作用が出ないかどうか施術後 30 分ほど休んでいただきます．
・翌日，1 週間後と 1 ヵ月後に再受診していただき，副作用のチェックをします．
・副作用ですが，最も多いのは違和感，軽い痛みや発熱です．およそ 10% 程度の発現率ですが，一時的で改善することが多いです．
・違和感や軽い痛みはおおよそ 1 ヵ月で消失しますが，1 年くらい続く方もまれにいます．
・それ以外は①注射部位潰瘍形成（1.5%），排尿障害（1.2%），注射部位の感染（0.3%），などが発生することがありますが，いずれも 1 ヵ月程度の薬物治療で治る場合が多いです．
・ただし，いずれの有害事象も症状が強い場合には追加のドレナージ手術や入院加療が必要になることがあります．
・これらが主な副作用になります．

f. ALTA 療法後に注意すること

・当日に自転車やオートバイに乗らないこと以外は注意することはありません．食べ物は刺激物を避けるようにしてください．
・基本的に排便コントロールを徹底してもらえれば大丈夫ですが，5 分以上のいきみは絶対に避けてください．痔核が出てきて戻らなくなる場合があります．

g. 麻酔薬の添加，アレルギーと適応外

・硬化療法剤自体に麻酔薬が入っていますので，麻酔薬にアレルギーのある方には施行できません．
・また前立腺癌などで放射線治療を受けていたり，腎機能が悪い方，妊婦さん，授乳婦さんも適応外になります．
・大腸疾患がある患者さんも適応外ですので，ジオン治療前には必ず大腸内視鏡検査を受けていただきます．

・当院時間外に大量の出血や高度の肛門痛がありましたら，紹介状を持って，基幹病院を受診してください（p136-137 参照）．

h. 予定の確認
・○○さんの硬化療法は，△月△日　□時頃からになります．
・ジオン当日は排便を済ませてお越しください．
・治療後の自転車，オートバイの運転は絶対にしないでください．運転した場合には注射をした部位が飛び出して戻らなくなることがあります．大変なことになりますので注意してください．

「以上ですが，何かご不明な点はございますか？」
で締めくくります．
　このように丁寧に説明し，しっかりと患者さんに理解してもらうようにしましょう．

B-3　ポリドカノール

　本邦では下肢静脈瘤の硬化療法で用いられており，痔核の治療では使われません．しかし海外では直接注入するだけでなく，内視鏡的に注入され良好な成績を収めているようです．ただし，あくまで補助的に使用されています．

C　焼灼治療

　内痔核や直腸粘膜からの出血もしくは術後出血などをベッドサイドでモノポーラの電気メスにて焼灼止血する方法です．oozing 程度の出血であれば有効ですが，アクティブな出血はゴム輪結紮のほうが効果的です．

3 手術の術前準備と基本的な手技

A 術前シート

　術式が決定すれば，術前シートを用いて詳細な手術法，麻酔について説明していきます．具体的には，痔核に大きな皮垂を合併している症例を例にすると，まずは「術後に1週間程度排便時疼痛を伴いますが，完全に切除希望であれば外痔核切除＋硬化療法が有効です．逆に皮垂が半分程度残ったとしても術後疼痛が少ない治療がご希望であればALTA単独療法があります」という感じにインフォームド・コンセントを行うことで患者が術式を選択できるようにします（実際にはALTA単独療法を施行後に満足度が悪ければ切除を追加という2段階に分ける患者さんが多いです）．それで切除を希望された場合は以下のような術前シートを用いて外痔核切除＋硬化療法と麻酔や術後に起こりうることについて詳細に説明します（図9）．

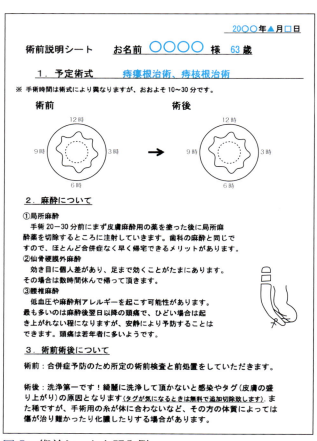

図9　術前シートと記入例

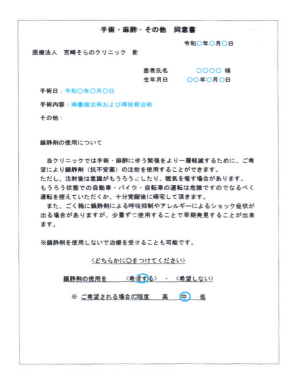

図 10　手術同意書と記入例

　ただし，ここで必ず説明しておかなければいけないことがあります．それはまれですが，患者さんによっては術後疼痛が非常に強い症例が存在することです．つまり肛門を安静にしていれば疼痛はほとんどありませんが，排便時および排便後に耐えられないような肛門痛があり日常生活に支障をきたす場合，肛門安静のために1週間程度の絶食入院が必要になることをしっかりインフォームド・コンセントしておきましょう．その後に別紙の同意書にサインしていただき，術前の準備は終了です（図10）．

B　切開と縫合について

　基本的に皮膚切開は，メスや電気メスより炭酸ガスレーザーを用いたほうが創傷治癒や創痛の軽減において優れており，健常組織への損傷が少なく日帰り手術に適しています．ただし，炭酸ガスレーザーの使用には専門的な知識が必要なため，経験豊富な施設での研修が必須です．ここで，炭酸ガスレーザー（以下「レーザーと略記」）の使用ポイントをまとめておきます．

① レーザーは組織を切断・切除するためではなく，蒸散させるために使用します．つまり，組織を蒸発させて消すのです．
② 出力は15ワット（皮膚のシミを消す場合は9ワット）に設定します．
③ レーザーには，focused beam（集束ビーム），defocused beam（拡散ビーム），およびその中間があります．いずれもレーザーを当てる距離で微調整します．用途に応じ

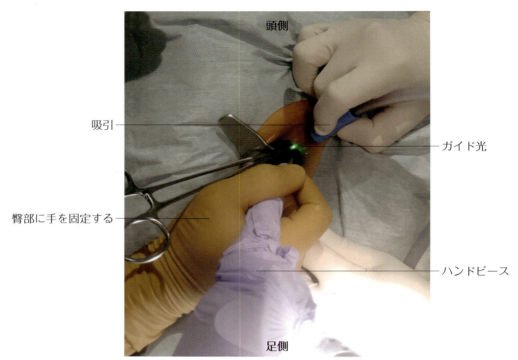

図11 focused beam のレーザー照射方法（ジャックナイフ体位）
レーザーで漢字を書けるくらいになっておくとよいでしょう．

て，切開には"focused beam"，組織を緩やかに広範囲で蒸散させるには"defocused beam"，創縁をクリアに内反させるには中間のビームを使用します．痔瘻の原発口や慢性裂肛の蒸散にも中間のビームを用います．

④基本的にレーザーでの止血はできません．
⑤片手にレーザー，もう一方の手にガーゼを持ち，必ずレーザーを当てたらガーゼで拭きます．
⑥レーザーを持った手首は臀部に固定し，字を書くようにレーザーを当てます（図11）．
⑦「3秒ルール」を守ります．連続して3秒以上フットスイッチを踏まないようにし，必ず3秒以内に一旦止め，ガーゼで余分な組織を拭き取りつつ，創の状態を確認しながら進めます．慣れないうちは，小刻みにレーザーを当てることが重要です．
⑧創縁をなだらかにする際は，臀部を牽引せずに，レーザーを創縁の角に素早く当てて調整します．
⑨レーザーは金属に反射するため，手術器具に当てないように注意しましょう．

以上のことに注意しながらレーザーは使用します．基本的に「ちょっと当ててはガーゼで拭く」という習慣を身に付ければ大丈夫ですが，レーザーは遠くにも当たるため，直腸を傷つけたり，手に間違って当てたりしないようにしましょう．

動画5

★**動画5(炭酸ガスレーザーの使用)**は,筆者が豚肉を使ってレーザーの手技を行っているものです.レーザーを当てすぎると切開する(蒸散させる)必要のない箇所まで及んでしまいます.動画では筆者の名字を書いた手技が適切で,そのあとは少し深く当てすぎてしまった例です(1枚目の肉を貫通して2枚目の肉まで影響が及んでいる).

また縫合糸のより糸はバイクリルラピッド®,モノフィラメントであればカプロシン®を使用している施設が多いようです.

4 | 主な術式

　術式は基本的にすべての肛門外科手術が日帰りで可能です．ただし，さまざまな社会的事情や全身状態により入院手術が必要な場合もあります．また術後に絶食期間が必要な直腸脱の Altemeier 手術などは適応外となります．各手術の基本的な内容は文献として示す専門書を参考にしてもらい，本書では手術を日帰りで行う"コツ"について解説します．

A 結紮切除術（LE）

1．Milligan-Morgan 法

　「すべての肛門疾患の基礎となる手術」と言っても過言ではないでしょう．結紮切除術（ligation and excision：LE）は1937年に英国の Dr. Milligan と Dr. Morgan が発表したもので，本邦には 1960〜1970 年頃に導入されました．基本概念は「痔核を肛門管の外から内へ縦方向に切離し痔動脈を含む根部を結紮後に痔核を切除すること」です．この手術法で肛門疾患の手術のベースを学ぶことができます．特に痔核をメッツェンで「ザク，ザク」と切るというより削ぎ落す感覚がわかるようになると出血の少ない手術が素早く行えるようになります．以下に手技で筆者がポイントと考えていることを箇条書きで示します．

・開創器は対側痔核が大きいときはパースストリング（PPH セットの開創器）やシャトル（肛門鏡横浜モデル）を使用します．対側痔核が小さいときは通常のパークスなどを使用します．
・副痔核の結紮は鉗子で挟んで絹糸などで行わず，必ずバロンで裂けない分を結紮した後に補助縫合を追加します．
・LE の際に見かけるブヨブヨした白い組織は，エプネフリン添加キシロカインを含んだ連合縦走筋で，内肛門括約筋を貫いて外痔核を被覆しています．連合縦走筋を完全に切除してしまうと内肛門括約筋が露出して出血の原因となるため，薄く残すのがコツです．
・縫合糸を強く結ばないことが創痛減につながります．
・余った粘膜はかがり縫いをします．

　LE をしっかりマスターしていれば怖いものなしなのです．たとえば，消化器外科で開腹手術をしっかりできるようになってから，腹腔鏡やロボット手術を行うと余裕のある手術が行えるのと同じです．よって LE だけは短期間でもかまいませんので肛門専門施設で研修をすることをお薦めします．

2．半閉鎖法

　本来の Milligan-Morgan 法は，痔核および痔動脈を結紮切除して終了でしたが，その後改良され結紮後に創を半閉鎖するいわゆる「LE 半閉鎖法」が主流となってきました．

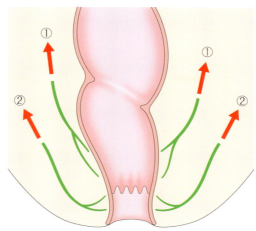

図 12　肛門管付近のリンパの流れ
①：下腸間膜動脈系のリンパ節へ
②：内腸骨動脈系または鼠径リンパ節へ

　LE 全縫合 は縫合創が器質化し，硬くなりタグのようになることがあります．痔核切除創を半閉鎖することにより，先に肛門内から創が閉鎖し最後に皮膚ドレナージ創が治癒するという流れになります．そうすることにより直腸潰瘍形成や感染，難治創形成の予防になります．

　ただし，歯状線から肛門側のリンパは内から外へ流れており，創縁によりリンパがうっ滞すると炎症が発生しリンパ浮腫の原因となります[11]（図 12）．リンパ浮腫はタグを形成し，きれいな瘢痕とならないため肛門のカーブに沿った十分なドレナージが必要です．

　LE 半閉鎖の際，創縁の上皮が浮いているときは縫合やレーザーなどで創縁を内反させることが大切です．縫合は内肛門括約筋に掛けないようにします．

　また「LE 半閉鎖法」は直腸まで切り込んでしまうため，後出血や縫合不全のリスクがあり，日帰りには不向きのため，現在は ALTA を併用している施設が多いです．

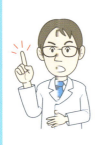

bridge について

　LE の創が近い場合，その間の肛門上皮を "bridge" といいます．この bridge は避けて通れない鬼門です．近い創でともに半閉鎖を行うと bridge が脆弱となり，ちぎれたりすることがあります．そういう場合は双方とも半閉鎖はせずに（直腸粘膜は縫合しておきます），bridge の上皮下を連合縦走筋レベルで鈍的に皮下まで剥離しておきます．こうすることでリンパ組織が剥がれリンパ浮腫の予防になると同時に，創傷治癒の段階でどちらか一方の創に偏ることなく治癒していきます．

　もし bridge に副痔核が存在する場合はペアン鉗子で bridge を把持し，残存粘膜に示指を当てて反転し副痔核の切除と undermining を適宜行います．肛門管内であれば，ゴム結紮の要領で副痔核を結紮してもいいでしょう[12]．

3. ALTA 併用療法

当院でも LE 半閉鎖法を行っていましたが，現在では ALTA 併用療法に舵をきっています．一方，ALTA 併用の方法やどの術式に併用するかなどの共通表記がされないまま治療法が広がったために，混乱を生じていました．そのため，2022 年の日本臨床肛門病会誌で名称記載を統一することとなりました[13,14]（図 13）．当院の結紮切除術はE2・A がほとんどです．しかし ALTA が使えない症例（腎機能障害や炎症性腸疾患，放射線直腸炎，妊婦など）には局所の鎮痛薬（塩酸キニーネ[15]など）を併用した分離結紮を行うのがよいでしょう．

excision はすべての痔核に行う必要はありませんが，目立つ外痔核にはしておいたほうが無難です．術中にはそれほど大きな外痔核に見えなくても手術侵襲で術後に腫れる場合があります．もし外痔核が excision を行った術創縁に存在する場合，皮膚は undermine，肛門管内（色が皮膚色でない）の場合はゴム輪結紮の要領で結紮だけしてもかまいません．たったこれだけの一手間で術後の腫れや痛みがまったく違います．

術　式	略　号
ALTA 療法	A
結紮切除術	LE
外痔核切除	E
分離（分割）切除術	L
Anal cushion lifting 法	ACL

■ 部位別に治療法が異なる場合
　・治療法を「＋」で繋げる

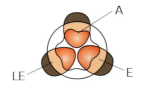

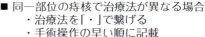

■ 同一部位の痔核で治療法が異なる場合
　・治療法を「・」で繋げる
　・手術操作の早い順に記載

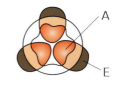

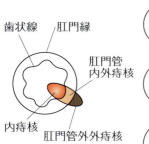

E1　切除が肛門縁より外

E2　切除が歯状線に及ばないもの

E3　切除・剥離が歯状線を越えるもの（歯状線までを含む）

図 13　ALTA 併用療法の名称記載
（内痔核治療法研究会（編）：ALTA 療法（四段階注射法）マニュアル～実践ガイドライン～［医師用］改訂第 2 版，2023 年，内痔核治療法研究会，2023 より許諾を得て転載）

B 血栓除去術（血栓性外痔核）

1. 麻酔と除痛

動画6

血栓除去は基本的に局所麻酔下で施行します．病変がかなり大きく，筋緊張が強い場合のみ仙骨硬膜外麻酔を行います．まずは診察時左側臥位の段階で8%キシロカインに浸したガーゼを血栓周囲（局所麻酔を刺入する部位）に塗布し，布バンで二重固定します（図14，★動画6：肛門表面麻酔）．その後椅子に座ってもらい，治療方針説明のフォーマット（p38，図15参照）を用いて説明し同意書をいただきます．これで表面麻酔と説明を同時に終了します．

患者さんが局所麻酔自体で痛い思いをするのを避けるため，筆者は表面麻酔を行うようにしています．布バンの張り方にコツがあり，最初のテープを局所麻酔薬ガーゼが脱落するのを予防するために2回目のテープで内反固定しています（動画参照）．処置を素手で行っていますが，これは通常の皮膚臀部における処置であり，かつ手袋をして布バンを切ろうとすると手袋に付着して非常にやりにくくなるためです．

筆者が知る限り局所麻酔前の表面麻酔をしている施設は少なく，患者さんが痛がらないように治療したいと思っておられる読者にお勧めいたします．

そのままオペ室へ移動し，ジャックナイフ体位で臀裂を開いてテーピング固定します．術前状態を写真撮影した後，等浸透圧麻酔薬を血栓の最も外側に少しずつ注射していきます．血栓自体に局所麻酔薬を注入すると，かなり痛いので注意が必要です．皮膚表面から少しずつ浸潤麻酔し，内肛門括約筋まで約5 mL麻酔薬を打っていきます．これでおおよそ痛みは取れるのですが，さらに出血予防としてキシロカイン注射液「1%」エピレナミン含有®を血栓表面に打っておきます．

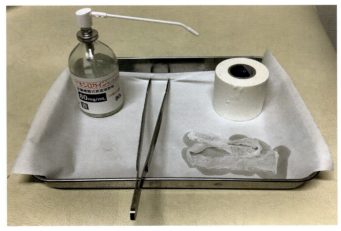

図14　表面麻酔に必要な物品

2. 手技のポイント

血栓は肛門襞に沿った transverse incision を肛門管外皮膚に行います. 切開は必ず楔状にして血液のドレナージを作製しておきます. また血栓除去は undermine は行わず, 1切開で足りないときは血栓直上を数ヵ所切開してもかまいません. よって血栓がブドウ状に大きいときは切開が数ヵ所に及びます. 大きな血栓性外痔核は上皮も少し切除します.

肛門管内の血栓はあまり深追いせず, 肛門管内で貫通結紮しておきます. 最後は肛門管外に硬結を触れないことを確認し, マッサージした後出血予防のためガーゼ圧迫し終了します.

C 痔瘻根治術

日帰りということで, 創傷の大きさなどを気にするあまり痔瘻の硬結を取り残してしまったのでは, 再発率が上がり本末転倒となります. 反対に再発率を気にするあまりオーバーサージャリーになってしまい, 入院を余儀なくされることが多くなってもいけません. その痔瘻の症状に合った最も適した日帰り手術を行わなければならないですが, そこは最初のうちはある程度経験を積まないといけないでしょう. ただし, ポイントがあるのでそれについては後で解説します.

1. 基本的な考え方

基本的に低位痔瘻手術では, まず一次瘻管の全開放をすることで, 病変を実際に目視し分岐や取り残しがないかどうか確かめながら手術を進めていきます. cryptoglandular infection の原則に則って手術を行うため, 直腸粘膜壁を切り開くことはありません.

また深部痔瘻の場合でも肛門挙筋を切り開くのはかなりまれな症例になります. 左手示指を肛門内に挿入し, 直腸粘膜を損傷しないように双指診で確認できる硬結をすべて切除するようにすれば自然と再発率は下がります. ただし, 前方は術後機能障害などが問題となってくるため, 日々手術の工夫が試行錯誤されています.

当院でもオーバーサージャリーにならないように括約筋温存をメインに日帰り手術を行っています. そして痔瘻の手術で大切なことは Goodsall の法則です（p51 参照）. 特に前方などに二次口が多発する症例（原発巣が多発する症例）には注意が必要です.

2. 日帰り手術の戦略と術式

痔瘻の日帰り手術で常に心掛けることとして, 再発率よりも術後合併症や機能障害を起こさないことに重点を置きます. よって「日帰り痔瘻手術の再発率は入院手術よりも多少高くなりますが, なるべく縮小手術で行います. その代わりに術後合併症や機能障害はかなり少なくなります」というインフォームド・コンセントを行い,「再発したらもう一度オペしましょう」くらいのニュアンスで説明をします. それでアドヒアランスを得られた症例のみ, 日帰り手術の適応とします.

術式は, 開放術式（lay open）, 括約筋温存術式（coring out）, seton 法を単独で施行

したり，組み合わせて行います．それぞれにおいて相反する括約筋温存と根治性に加えて
再発率を減少させるため，多くの専門医が独自の工夫を加えてきているのが現状です．

3. 開放術式（lay open）

　すべての瘻管を開放してしまう術式です．後方のⅢ型痔瘻（坐骨直腸窩痔瘻）に対して
6時の原発口から開放していき二次口にドレナージを形成すると「Hanley法」と呼ばれ
ます．Hanley法は原発口から原発巣，そして皮膚までを最短コースで開放してしまうの
がコツとなります．創が深くなる場合はペンローズドレーンなどを留置したり，別の二次
口とloose setonでドレナージ形成します．Hanley法の創が大きく長くなってしまった
場合は肛門管外の創が不良肉芽を形成して感染を繰り返すケースがあります．この場合は
手術の数ヵ月後に肉芽切除をすることが重要です．この慢性炎症を痔瘻の再開通と誤解し
て瘻管を含めた再手術をしてしまうことがありますが，不良肉芽を切除すれば炎症は治る
ので注意が必要です．

　逆に二次口から開放していき，原発巣から原発口を切除開放，もしくはseton法を加え
たりして少しmodifyしたものが「Hanley変法」です．ただし，現在は変形や機能障
害防止のため括約筋温存術式が優先される傾向にあります．筆者も坐骨直腸窩痔瘻の初発
例には括約筋温存術式を行い，Hanley法は再発例にのみ施行しています．Hanley法と
いっても開放するだけではなく，必ずmarspialization（辺縁固定）は行います[16]．

4. 括約筋温存術式（coring out）

　二次口からくり抜くようにして二次瘻管と原発巣を切除して，原発口は肛門上皮側から
切除閉鎖を行う術式です．括約筋を離断しないため，術後肛門機能障害が少ないです．た
だし，肛門上皮に侵襲を加えることで再発率が高い傾向にあり，適応が限定されていまし
た．しかし近年，肛門上皮を温存するなどの改良が加えられ根治性も高くなっており，著
者もこの方法を第一選択にしています．ここでは最近の主な肛門上皮を温存したcoring
outを紹介します[17-19]．

①EACA（extra anal canal approach）法：肛門上皮化筋層流入前瘻管切離法[20]

②SIFT-IS（subcutaneous incision of fistula tract-internal sphincterotomy）：肛門
　上皮下瘻管切開 - 内括約筋切開法[21]

③LIFT（ligation of intersphincteric fistula tract）[18]

④FPOT（functional preservative operative technique for anal fistula）[22]

　それぞれメリット，デメリットがありますが，筆者は肛門縁1ヵ所切開のFPOT（エフ
ポット）を行っています．

5. seton法（シートン法）

　古代ローマより行われていた古典的治療法です．瘻管にゴムや糸などを通し，徐々に締
めていき根治させます．紐などに腐食剤をつけて挿入する方法もあります．本邦でも1995
年に黒川ら[23,24]が痔瘻結紮療法（シートン法）として報告して以来，痔瘻の日帰り手術
として瞬く間に広まりました．しかし経験不足によるやみくもなseton法は「seton脱落

まで時間がかかるわりには高い再発率」を招き，患者さんの不信感につながりました．完全なるseton法は治療法に精通した一部の医師により行われている場合が多いです．

seton法には痔瘻を離断させるtight setonとドレナージ目的に留置し後日抜去するloose setonがあります．loose setonは分岐した二次瘻管のドレナージに使用されたり，他の術式の変法の補助としてよく使われます．またseton法に工夫を加えたminimal seton術式も報告されています[25]．二次口，原発巣を切除した創を縫合し，一次瘻管はsetonで締めて10日前後で脱落させる方法です．機能温存縮小手術として良好な成績が報告されており手技も容易であるため，当院でも行っていました．しかし適応が限られることや術後に難治創を形成することがあり，現在ではあまり行っていません．

seton法を筆者は「困ったときのseton法」と考え，あくまで「保険」として活用するようにしています．使う素材として血管テープ，ペンローズドレーン，通常のrubber bandなど留置期間に合わせて選択します．

6. 注意すべきポイント

以上の3.～5.の手術法を痔瘻では組み合わせて施行します．ここで坐骨直腸窩痔瘻が前方まで進行してしまい，原発巣が多発している場合を例に説明します（しっかりとエコーで坐骨直腸窩痔瘻の診断がついている場合で二次口が6時方向にあるとは限りません）．

このような症例は，まずは後方に存在する原発口，原発巣に対してFPOTを施行し，Courtney腔の硬結をすべて切除します．その6時の原発巣へとつながる他の原発巣や二次瘻管はしょせん原発口からの波及であるため，すべて切除する必要はありません．数ヵ所の二次口から原発巣を鋭匙などで掻爬した後，二次口から他の二次口へガーゼを通して「ゴシゴシ」と数回，数枚行います．初回のガーゼには過酸化水素水をつけておいても効果的です．心配なときは1週間ほどloose setonを通しておくとよいでしょう．

7. Crohn病の痔瘻について

Crohn病に合併した痔瘻も同様に手術を行いますが，IBDに合併する難治性痔瘻は日帰りで行うべきではありません．2021年9月に保険収載されたdarvadstrocel（アロフィセル注®）がCrohn病限定で使用されますが，実施施設基準が厳しく，日帰り手術で行うには時期尚早と思われます．今後適応が拡大すれば日帰り痔瘻手術の標準的なものになるかもしれません．

D 肛門狭窄手術

1. 基本的な考え方

用手拡張からskin sliding graft（SSG）まで色々な手術がありますが，日帰りではSSGを行うことに躊躇しないほうがよいでしょう．慢性裂肛や肛門潰瘍による肛門狭窄手術を中途半端に行うと術後疼痛や創傷治癒遅延，ましてや再発につながるため小さなSSGでもしっかり行うことで根治させることに重点をおいたほうがよいです．

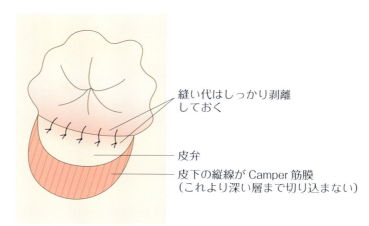

図15 皮弁の皮膚切開のコツ
Camper筋膜は本来は腹壁の皮下脂肪層ですが，臀部まで連続していると考えます．

2. SSGのポイント

　SSGのコツは肛門上皮と皮下の縫い代をしっかり剥離しておくことと，皮弁の皮膚切開をCamper筋膜（皮下の縦線が見えるところ）までとし，浅い層で皮弁側を少しずつ切開，肛門側にスライドさせるようにすることでしょう（図15）．皮切を深くすると，皮弁が盛り上がった状態で治癒したり，難治創となり搔爬が必要になったりします．

　もし皮膚剝縁が盛り上がってしまったときには，創がなだらかになるように3-0吸収糸で辺縁固定（marsupialization）しておくときれいな創に仕上がります．また後方創は正中から少しずらすと難治創になりにくいです．

3. その他の手術

　肛門狭窄手術の1つに側方内肛門括約筋切開術（lateral subcutaneous internal sphincterotomy：LSIS）があります．LSISはLISとも略されますが，十分な肛門上皮が残存していることと肛門管が長く過緊張で攣縮の強い，いわゆる「硬い肛門」がよい適応と思われます．再発や出血などがよく議論されますが，成書どおりにきっちり愛護的に行えば完治させることができます．

E 直腸脱の手術

　病態についてはp32を参照してください．本章では分類から手術までを解説します．

1. 完全直腸脱と不完全直腸脱

　完全直腸脱は，括約筋を含めた直腸壁の全層が全周にわたって肛門管外に反転脱出したものをいいます．よって痔核の有無は関係しません．しかし不完全直腸脱は直腸壁全層ではなく，直腸粘膜層のみが全周性に脱出している状態なので，いわゆる直腸壁としては「不

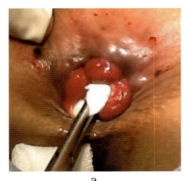
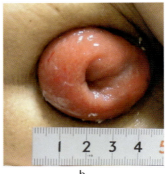

図 16　直腸脱
a：不完全直腸脱，b：完全直腸脱

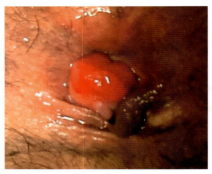

図 17　partial prolapse

完全」な脱出なのです．そのため直腸粘膜脱と同じ病態で痔核を伴っている場合もあります．ちなみに直腸粘膜脱が増悪すると不完全直腸脱に進展します（p32 参照）．

　完全直腸脱と不完全直腸脱はともに直腸粘膜の脱出を認めますが，その鑑別は外観において一目瞭然です．すなわち完全直腸脱で脱出直腸は内腔を中心に同心円状，輪状の溝を呈し，後者では放射状に走る溝が観察され，痔核が大きくなればなるほど溝が顕著になります（図16）．また不完全直腸脱が全周ではなく，痔核などを伴い前壁だけなど一部が脱出した場合は"partial prolapse"（図17）として区別します[24]．

2.　Tuttle 分類

　Tuttle 分類[25,26]は完全直腸脱を 3 つに病型分類したものです．
　Ⅰ度は直腸壁全層が肛門管と直腸膨大部付近の境界から肛門管，肛門縁すべてが反転し脱出したもので，肛門周囲と脱出部の間に「溝」が生じていません（図18a）．またDouglas窩の脱出も伴わず，直腸全層のみが括約筋間裂孔から反転しており，外肛門括約筋不全も伴っています．不完全直腸脱が進行すると，Tuttle 分類Ⅰ度完全直腸脱へ進展すると考えられているので，この場合脱出直腸はせいぜい 2～3 cm 程度です．
　Ⅱ度は最も多くDouglas窩から直腸が重積し反転してくるもので，肛門縁と脱出直腸反転部との間に深い「溝」ができます（図18b）．

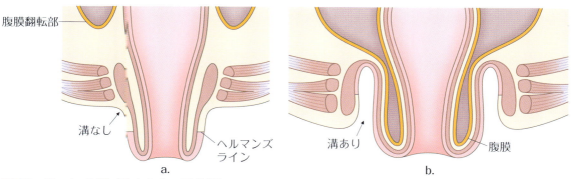

図18 Tuttle 分類（前方からの冠状断）
a：Ⅰ度，b：Ⅱ度

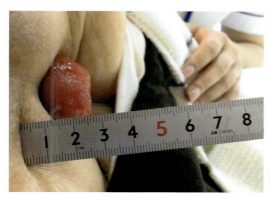

図19 Tuttle Ⅱ度，約3 cm の脱出
「溝」ありで日帰り手術可．

　Ⅲ度はⅡ度の軽い症例で直腸膨大部内での直腸重積をいいます．肛門管外に重積腸管が出てこないため「不顕性直腸脱」とも言われます．
　よって言葉のうえでは真の直腸脱はTuttle 分類Ⅰ度で，Ⅱ度，Ⅲ度は直腸重積と呼んだほうがわかりやすいかもしれません．

3. 日帰り手術と入院手術の適応の考え方
　日帰り手術において重要なのは，図18 で対比される「溝」です．溝が存在するということは肛門上皮が反転していない，つまり肛門管が機能している場合が多く，脱出する腸管だけ処理すればよいということになります．そう考えるとⅡ度の最も理想的な手術は入院での腹腔鏡下直腸固定術です（全身麻酔が必要）．しかし，患者は高齢である場合が多く，現実的には日帰りで経肛門的に処理することが多いです（図19）．その場合の日帰り手術法は，不完全直腸脱には従来の痔核や直腸粘膜脱に対する手術で十分治癒します．
　Tuttle 分類Ⅰ度では脱出腸管が短く，外肛門括約筋不全を伴うことが多いので，「Gant-三輪-Thiersch 法」が行われます．Thiersch 法にはナイロンや血管テープなどの素材が用いられてきましたが，現在はLeeds-Keio®が最も生理的で優れています．ただし，感染症のリスクがあるので慎重な手術と経験が必要です．
　Thiersch 法のコツについて，筆者は以下のようにとらえています．

・括約筋間溝外側1 cmに5 mmの皮切を行います．皮切は4ヵ所にすることをお勧めします．
・しっかりエピネフリン添加キシロカインで止血しておき，浅外肛門括約筋まで垂直に剥離します．
・ケリーでしっかり通り道を作っておきます．デシャンはその通り道を小刻みに通しては抜きを繰り返し，半周きれいに通します．通す際に1回手袋を二重にし，直腸粘膜を貫通していないかチェックしながら大丈夫であれば同じことを繰り返します．小刻みに通すのがコツです．

　最多のTuttle分類Ⅱ度の直腸脱は，経肛門的手術を希望される場合には日帰り手術が可能です（図18b，図19）．ただし，脱出腸管が10 cm以内で，腹膜を切開することのないDelorme手術限定となります（図20）．脱出が10 cm以上のⅡ度に対しては入院でのAltemeier法か経腹手術が望ましいでしょう．

　Tuttle分類Ⅲ度の直腸脱は，実際の症状が排便困難等であるため診断がつくことは少ないと思われます．しかし，排便障害の精査に対して全大腸内視鏡を施行した際に直腸膨大部にリング状の発赤などを認めたり，defecographyの怒責時に直腸の重積像がたまたま発見され診断に至るケースがあり，その際には入院で直腸固定術が行われたりします[27]．軽症の直腸脱には日帰り手術で直腸所見のリング状発赤部位にALTAを多点法で注入することがありますが，直腸狭窄などのリスクに十分注意しながら慎重に行わなければなりません．

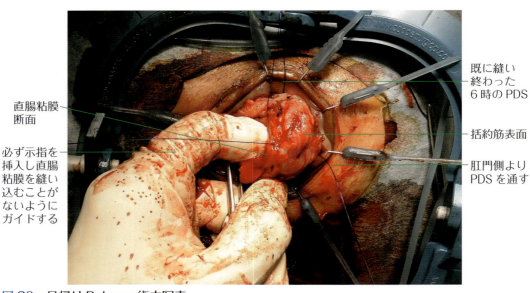

図20　日帰りDelorme術中写真
余剰粘膜を全周性に切除し，括約筋をアコーディオンになるように縫合しているシーンです．6時，9時，12時，3時の順番にPDSを用いて蛇腹に運針していきます．このシーンは9時の運針が終わったところです．ポイントはPDSを結んだときに括約筋が丸い塊にならないように，折りたたまれることを想像しながら針を掛けることです．そのためには括約筋全周の同じ位置（特に隣同士）を縫い込んでいく必要があります．

F 直腸粘膜脱形成手術

1. 手術の方法

主に直腸粘膜脱に行う手術ですが，通称「シャトル」と呼ばれている肛門鏡横浜モデル（松島式）などを用いて粘膜を元の位置に吊り上げ内肛門括約筋に結紮固定する方法です．痔核に行う結紮切除術は粘膜とともに痔動脈を結紮するだけですが，この術式では3点で内肛門括約筋に直腸粘膜を吊り上げ固定してしまうのが特徴的です．

括約筋に固定するので，術後疼痛が問題となります．遷延性に効果のある局所麻酔薬を使用するか，術後に仙骨硬膜外ブロックが必要になるときもあります．

この方法で全周で肛門上皮を剥離して内肛門括約筋に直腸粘膜を吊り上げて固定するとanal cushion lifting（ACL）法と呼ばれます[28]．

2. 手技のポイント

図21のような直腸粘膜脱の場合，赤丸で囲ったメインな脱出3ヵ所にマーキングをしておきます．そして脱出部を一旦肛門内に戻し（図22），シャトルを挿入します．シャトルは図23，24でわかるように肛門上皮を吊り上げる効果があるため，直腸粘膜脱形成には必須です．

この状態で以下のような操作を行うと短時間できれいに手術を終えることができます．不要な痔核などはunderminingして切除し，ドレナージ創を形成します（図25）．既にシャトルで吊り上げられた状態なので，図26の図中で示した位置で歯状線部の切開先端を内肛門括約筋にしっかりと縫着します．同様のことを3ヵ所で行います．

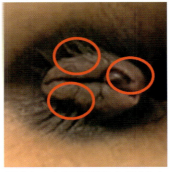

図21 直腸粘膜脱症例（赤丸がメインの脱出）

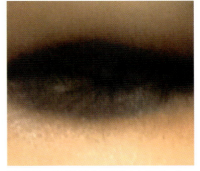

図22 脱出部を肛門内に戻した状態

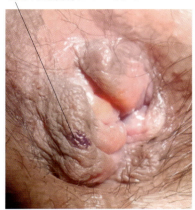

図23 直腸粘膜脱を伴った内・外痔核

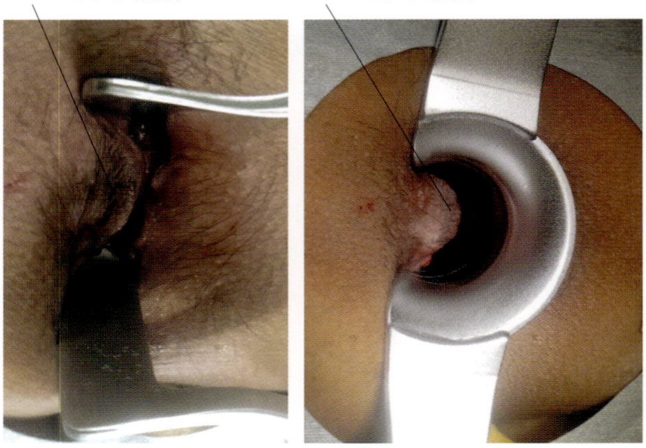

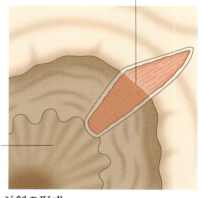

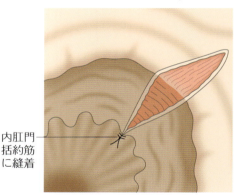

図24 通常の肛門開創器とシャトルを使用した場合の比較)
a：通常の肛門開創器（マーキングは肛門管外に存在）
b：シャトル挿入でのマーキング皮膚（肛門管内に吊り上げられ，確認しやすい状態へ）

図25 ドレナージ創の形成

図26 縫着の位置

文　献

1) 軽部友明：大腸内視鏡挿入術（改訂第2版），日本医事新報社，2020
2) 鈴木康元：大腸内視鏡挿入攻略法，南江堂，2012
3) 大賀純一，白畑　敦，佐藤純人ほか：宮崎県における大腸内視鏡検査の現状．日本消化器がん検診学会誌 **59**：411-418，2021
4) 栗原浩幸，赤瀬崇嘉，中村圭介ほか：痔核・裂肛の排便管理に対する乙字湯の有用性．Phil 漢方 **74**：12-13，2019
5) Xia Wu, Quan Wen, Bota Cui, et al: Cap-assisted endoscopic sclerotherapy for internal hemorrhoids. Ther Adv Gastrointest Endosc **13**: 1-11, 2020
6) Roberta T, Marco M, Lonel J, et al: A Stepwise Proposal for Low-Grade Hemorrhoid Disease. Frontiers in Surgery **8**: 1-6, 2022
7) G Lisi, M Campanelli, S Grande, et al: Sclerotherapy with 3% polidocanol foam for third-and fourth-degree hemorrhoids as "bridge treatment" during the COVID-19 pandemic in Italy. Int J Colorectal Dis **36**: 1321-1322, 2021

8) 増田 剛, 稲次直樹, 吉川周作ほか：痔核の保存的治療法（手術的治療法以外）．日本大腸肛門病会誌 74：521-530, 2021

9) 稲次直樹：見逃してはならない直腸肛門部疾患．おしりの病気アトラス，医学書院，2019

10) 香山浩司, 前田雅彦, 諸口明人ほか：ALTA 療法後発症し，短期間に重症化した潰瘍性大腸炎高齢発症例．日本臨床肛門病会誌 4：35-40, 2021

11) 升森宏次, 丸田守人, 前田耕太郎ほか：肛門疾患診察に必要な肛門管の解剖と生理．臨外 59：957-963, 2004

12) 下島裕寛, 宮島伸宜, 松島 誠：主に入院で行われる痔核に対する外科的治療法．日本大腸肛門病会誌 74：531-539, 2021

13) 斎藤 徹：学術論文掲載時の ALTA（Aluminum Potassium Sulfate Hydrate, Tannic Acid）に関する言葉の表記．日本臨床肛門病会誌 5（2）：31-34, 2022

14) 内痔核治療法研究会（編）：ALTA 療法（四段階注射法）マニュアル〜実践ガイドライン〜［医師用］改訂第 2 版 2023 年，内痔核治療法研究会，2023

15) 白畑 敦, 石田康男, 大賀純一ほか：肛門手術における塩酸キニーネ注射薬の検討．日本臨床肛門病会誌 4：67-70, 2021

16) 岡本欣也, 那須聡果, 東 侑生ほか：痔瘻の手術—新しい試み，工夫．日本大腸肛門病会誌 74：557-571, 2021

17) 佐田春樹, 角田明良, 杉本卓哉ほか：前側方低位筋間痔瘻に対する Ligation of Intersphincteric Fistula Tract 術後の短期成績と肛門機能．日本大腸肛門病会誌 66：406-411, 2013

18) Rojanasakul A, Pattanaarun J, Sahakitrungruang C, et al: Total anal sphincter technique for fistula-in-ano; The ligation of intersphincteric fistula tract. J Med Assoc Thai 90: 581-586, 2007

19) Rojanasakul A: LIFT procedure: a simplified technique for fistula-in-ano. Tech Coloproctol 13: 237-240, 2009

20) 東 博, 浜畑幸弘, 松尾恵五ほか：痔瘻手術における 新しいアプローチ T.A 法を用いた内括約筋温存術式の工夫．日本大腸肛門病会誌 55：671, 2002

21) 佐原力三郎, 法地聡果, 金子由紀ほか：前・側方低位筋間痔瘻に対する新しい術式とその理論—肛門上皮温存・内括約筋切開・肛門管外ドレナージシートン—．日本大腸肛門病会誌 62：599, 2009

22) 下島裕寛, 小菅径子, 杉田博俊ほか：痔瘻手術における 機能温存術式に関する検討．日本大腸肛門病会誌 67：754, 2014

23) 黒川彰夫, 木附公介, 黒川幸夫：古典的な痔瘻根治術．日本大腸肛門病会誌 48：1113-1120, 1995

24) 黒川彰夫：痔瘻に対する結紮法とシートン法．日本大腸肛門病会誌 71：A10, 2018

25) 加川隆三郎, 斎藤 徹, 宮岡哲郎ほか：Seton 法における工夫—minimal seton 術式—．日本大腸肛門病会誌 55：59-61, 2002

26) 今 充, 中田一郎, 小野慶一：直腸脱の分類と発生メカニズム．日本大腸肛門病会誌 35：454-458, 1982

27) Tuttle JP: A Treatise on the Disease of the Anus, Rectum and Pelvic Colon, Appleton, 1903

28) 斎藤 徹, 上月雅友, 野田裕子ほか：痔瘻の疫学と分類．日本大腸肛門病会誌 66：991-998, 2013

29) 宮崎道彦, 黒水丈次, 豊原敏光ほか：Dynamic defecography で確診した不顕性直腸脱の 1 例．日本消外会誌 34：1471-1474, 2001

30) Ishiyama G, Nishidate T, Ishiyama Y, et al: Anal cushion lifting method is a novel radical management strategy for hemorrhoids that does not involve excision or cause postoperative anal complications. World J Gastrointest Surg 7: 273-278, 2015

麻酔科の必要枠—クリニックでの手術の必須知識　私の肛門外科修行④

　私は外科研修医のころから，患者さんが痛がるのを見るのがとても嫌いでした．ただし，手術というものは「疼痛」はつきもので，いつか必ず麻酔（特にペインブロック）を極めたいと密かに考えていました．運よく外科医3年目に大学病院のICUで働くことになり，そこで多くの麻酔科の先生にペインブロックのノウハウや全身麻酔のコツについて学ばせてもらいました．当時は現在ほど外科手術における麻酔のBPOが厳しくなかったため，大学派遣病院で他科の全身麻酔をかけるうちに麻酔科標榜医を取ることができました．

　しかし，今のご時世，麻酔科の先生にお願いしないと安心して手術ができないような時代ですので，標榜医をすんなり取らせてはもらえないでしょう．加えて，麻酔科も日々アップデートされており，素晴らしい技術や侵襲の少ない方法がたくさん出てきています．そこで，今回，肛門外科に最低限必要な麻酔知識をⅣ章でまとめて書かせていただきました．ぜひ，お役立て下さい．

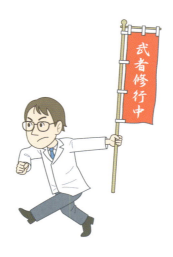

日帰り手術の術前検査と麻酔・術中管理

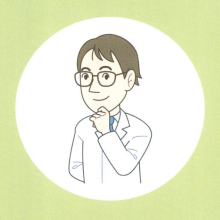

1 | 肛門科における麻酔の基本

A 術前検査

　日帰り手術と言っても麻酔をかけることにおいては通常の入院手術と変わりはないので，しっかりと術前検査を行い，麻酔をかけても大丈夫なのかを検査しておきます．血液検査で肝機能，腎機能，貧血，感染などをチェックし，胸部X線や心電図で心機能，呼吸機能を評価し，基礎疾患を含めて米国麻酔科学会（American Society of Anesthesiologists：ASA）による術前身体状態（physical status：PS）の分類（ASA-PS）をしておきます．

　当院ではASA-PS ClassⅡまでを日帰り手術可能なレベルとしています（表1）．またBMI（body mass index）35以上，体脂肪率が男性30%以上，女性40%以上は入院手術の適応としています．

表1　ASA-PSの概略（成人）

Class	定　義	具体例
Ⅰ	健常者	喫煙なし，飲酒なし（あるいはとんど飲まない）
Ⅱ	軽度の全身疾患患者	機能的障害を伴わない軽度の疾患 ・喫煙者，機会飲酒，30<BMI<40，コントロール良好な糖尿病・高血圧，軽度肺疾患
Ⅲ	重度の全身疾患患者	実質的な機能制限あり（1つ以上の中等度〜重度の疾患） ・コントロール不良な糖尿病・高血圧，COPD，高度肥満（BMI 40以上），活動性肝炎，アルコール依存症，ペースメーカ植込み，EFの中程度低下，維持透析，3ヵ月以上経過した心筋梗塞・脳卒中・一過性脳虚血発作，冠動脈疾患・ステント手術の既往
Ⅳ	生命を脅かす重度の全身疾患患者	・最近（3ヵ月未満）の心筋梗塞・脳卒中，一過性脳虚血発作，または冠動脈疾患・ステント手術の既往 ・進行中の虚血性心疾患または重度の弁膜症，EFの高度低下，ショック，敗血症，DIC，透析導入前の急性腎不全・末期腎不全
Ⅴ	手術なしでは救命不可能な瀕死の患者	腹部（胸部）大動脈瘤破裂，重度外傷，脳実質圧排のある脳内出血，重大な心障害や多臓器・多系統の障害を惹起した虚血性腸炎
Ⅵ	脳死患者（ドナー）	

具体例の詳細は原典参照のこと．

B　肛門外科で実際に行うことの多い麻酔

　麻酔の重要性は手術と同じ程度と言ってもよいくらいです．肛門外科では以下の1.～4.を組み合わせてその患者さんに合った麻酔を選択します．持続硬膜外麻酔は基本的に入院手術で使われる方法なので，本書では省略いたします．詳細は専門書を参照して下さい．

1．局所麻酔

　局所麻酔薬の詳細については成書を参考にして下さい．当院では局所麻酔の前に肛門皮膚に表面麻酔を行っています．小さめにカットしたガーゼにリドカインポンプスプレー8%を浸し，局所麻酔を打つ皮膚表面に貼っておきます（p89参照）．15分程度で皮膚表面の感覚が鈍くなるため，そこに等浸透圧に調整した局所麻酔薬（等浸透圧局所麻酔薬）を29Gの針を用いて浸潤麻酔します（浸透圧が同じなので，注入時に痛みを伴いません）．

等浸透圧局所麻酔薬の作り方と使い方

① 10 mL シリンジに1%キシロカイン5 mLと生理食塩水5 mLを入れ，0.5%キシロカインを作製します．
② 次にメイロン®を1 mLシリンジで"正確に"1.8 mL（1 mLと0.8 mLの2回に分けて）吸引します．
③ そして①で作製した10 mLシリンジに，②で吸引したメイロン®を混合調剤し，合計11.8 mLとして完成です．

　この等浸透圧局所麻酔薬を適宜他の容量の注射器に入れて使用します．分量を少しでも間違えると注入時疼痛が発生するので注意が必要です．

2．仙骨硬膜外麻酔

動画7

　疼痛を伴うジギタールの際にも使用する麻酔です．当然手術でも多用します．
　1%カルボカイン1Aと2%カルボカイン1Aで1.5%カルボカインを20 mLとしておきます．10 mLシリンジに移し替え23Gのカテラン針を付けて準備完了です．動画7（仙骨硬膜外麻酔〔手術前，腹臥位〕）に準じて注意深くゆっくり仙骨硬膜外に注入します．注入量は身長により決めます（表2）．
　また仙骨硬膜外麻酔は体位により難易度が変わります．つまり仙骨裂孔という狭い間隙（p117参照）を狙うため，皮下脂肪が厚い場合は仙骨裂孔を皮膚から触れにくくなります．よって前屈にした側臥位→ジャックナイフ体位→胸膝位の順に難易度は低くなります．そのため最近ではエコー下に穿刺する場合もあります．術者にとって側臥位はやりにくいですが，妊婦や可動制限のある患者さんのために側臥位に慣れておく必要があるでしょう．筆者はあえて側臥位で施行してから麻酔効果出現までの間にゆっくり手術体位を取るようにしています．
　患者さん目線でも側臥位が最も楽な体勢と言われています．どうしても仙骨裂孔がわからない場合はすぐにジャックナイフ体位もしくは胸膝位（図1）にしてから施行します．

表2 仙骨硬膜外麻酔の薬剤注入量

身長（cm）	量（mL）
〜149	5
150〜154	7
155〜159	8
160〜164	9
165〜169	11
170〜174	13
175〜180	15
181〜	16

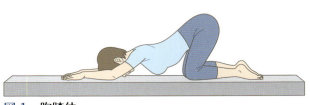

図1 胸膝位
術者は施行しやすいですが，患者さんはつらい体勢です．

　また硬膜外腔に薬剤をゆっくりと注入することで，脂肪やよけいな部位への薬剤拡散を阻害し，非定型的ブロック，いわゆる片効きやまだら効き（麻酔が効いている部位とそうでない部位が存在すること）の予防ができます．「ゆっくり注入する」のがポイントです．

3. 腰椎麻酔

　基本事項として仰臥位での最高位はL3，C3，最低位はTh5，S3です．髄液の比重は1.003〜1.009でL1までは脊髄，L2からは馬尾となります．腰椎麻酔は交感神経をブロックし，副交感神経優位とさせるため，それに伴う症状が出現します．薬剤は高比重の薬剤0.5％マーカインを使用します．側臥位の腰椎穿刺なら2 mL，サドルブロックなら0.5 mLで十分です．効果を延長させるにはボスミン添加しておくとよいでしょう（実際には5 mLの注射器でボスミン1Aを吸い上げ中身を破棄する程度，いわゆる注射器内筒に少しボスミンが付着するくらいで十分です）．

　腰椎穿刺針は脊椎麻酔後頭痛予防のため27G針を使用します．日帰り手術では基本的にBMI 35以下ですので，ロング針を使用することはあまりないです．当院ではUNIEVER脊髄くも膜下麻酔針27G×75 mm（ガイド針22G）を使用し，現在のところ大きな合併症はありません．

　腰椎麻酔の禁忌は以下の7つになります．
①出血傾向がある場合（抗凝固薬を内服している etc.）
②穿刺部位に感染や汚染が見られる場合
③脳圧上昇
④脊髄変性疾患
⑤低血圧
⑥8歳未満
⑦絞扼性イレウス（副交感神経優位となり，蠕動亢進させるため）

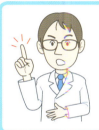

麻酔における注意
・日帰りではなるべくサドルブロックは避けます．安静が保てないため，脊麻後頭痛が発生する可能性が高いためです．
・硬膜外麻酔において麻酔薬が血中内に入った場合の症状には，頻脈，胸痛，乾性咳，気分不良，血圧上昇がありますので，これらの症状が出現した場合には麻酔薬注入を中断し，輸液をしっかり行いましょう．

4. 静脈麻酔

　軽く鎮静をかけたい程度ならベンゾジアゼピン静注で十分です．使用方法はドルミカム®1A＋生食9 mLを3 mL静注します．不足であれば2 mLずつ追加します．ただし，呼吸抑制が起きたり，脱抑制で体動が激しくなることがあるので注意しましょう．脱抑制が強いときは定型抗精神病薬の併用が有効です．

　完全に意識消失させたいときは全静脈麻酔（total intravenous anesthesia：TIVA）を行うとよいでしょう（p109参照）．ただし，その場合は麻酔器を常備しておいたほうが安全です．

5. 術後の除痛

　局所的な鎮痛としては仙骨硬膜外ブロック，キニーネ，エクスパレルがありますが，すべて保険適用外です．全身作用の鎮痛薬としてはアセトアミノフェン注，NSAIDs坐剤やトラマドール塩酸塩を使用します．

向精神薬と自律神経作用薬：麻酔科の復習①

　実際の治療，手術の前に習得しておいたほうがよい知識があります．それは救急などを含めた「全身管理」と「麻酔科の知識」です．これを知っておかないと一人肛門外科はこわくてできません．ただし，麻酔科医が常駐している施設の先生はこの項目は省いても大丈夫でしょう．

　麻酔科の知識はおおまかな「流れ」をつかんでおくだけで，有事の際や通常診療でも必ず役に立ちます．紛らわしい薬剤や手技などをわかりやすく分類し，最低限知っておくべきことをまとめましたのでこの機会に整理して流し読みして下さい．

1. 抗精神病薬

a. 定型抗精神病薬

　脳内神経後シナプスの受容体をブロックし脳神経伝達を遅らせて鎮静化させます．適量であれば意識障害はありません．以下の薬剤があります．

1) フェノチアジン系クロルプロマジン（コントミン®）

【作用】興奮鎮静，傾眠，抗妄想．筋注のため小児や精神錯乱状態の患者さんにも使えます．

【禁忌】血圧低下，頻脈，錐体外路症状ある患者．

【用量】内服 30〜100 mg/日，注射 10〜50 mg 筋注．錯乱状態の大人には 25 mg/5 mL をブスっと筋注しましょう．効果のないときはもう 1A 筋注できます．

2) ブチロフェノン系ハロペリドール（セレネース®）

【作用】抗精神病作用が強いです．

【禁忌】血圧低下，頻脈，錐体外路症状ある患者．

【用量】内服 0.75〜6 mg/日，注射 5 mg 筋注または静注します．

b. 非定型抗精神病薬

大脳辺縁系（情動などに関与）に存在するベンゾジアゼピン受容体，GABA 受容体に作用し，神経活動を鈍らせます．多量に使うと意識障害や記憶障害を起こします．脱抑制をきたす場合があるため，精神疾患素因のある患者には定型抗精神病薬を併用するとよいでしょう．薬剤はベンゾジアゼピン系（サイレース®，ドルミカム®，セルシン®）が代表的です．

2. 睡眠導入薬および処方例

肛門外科では麻酔前投薬で使用する場合が多いです．

a. バルビツール系

1) フェノバール®　1〜3 錠を就寝前内服

不眠症の適応あるが，実際は抗てんかん薬として使用されることが多い薬剤です．

b. 非バルビツール系

・トリクロリールシロップ®　1〜2g/ 回，エスクレ坐剤®　250 または 500 mg（主に小児に多用される）

c. ベンゾジアゼピン系

・ネルボン®
・ロヒプノール®
・ダルメート®
・エバミール®
・ハルシオン®
・リスミー®

すべて短時間〜中間型作用型で前投薬として使用されます．

d. サイクロピロロン系
1) アモバン®

超短時間型ですぐ眠れるが口中の苦みが問題となり，使用頻度はあまり高くありません．

3. 抗うつ薬

初期はトフラニール®を使用し，不安焦燥が強いときはアミトリプチリン®を追加しましょう．

4. 気分安定薬

・リーマス®　250〜500 mg を投与

5. 抗てんかん薬

・セルシン®1A 静注
・アレビアチン®1A（250 mg）+生食 100 mL　希釈してゆっくり点滴

6. 中枢性鎮痛薬

a. 麻薬性鎮痛薬

医療用麻薬はケシから採取されるアヘンアルカロイド（医学用語でオピエート）を使用します．ちなみに医療用以外の麻薬も採取される薬用植物の違いで分類され，コカからはコカイン，麻黄からは覚せい剤が抽出されます．オピエートから化学合成されたものをオピオイドといい，モルヒネ，オプソ，MSコンチン，オキシコンチン，フェンタニルなどがその化合物の代表です．いずれもオピオイド受容体に作用します．オピオイドではないですが，ケタミンも麻薬です．

麻薬性鎮痛薬を使用するには麻薬施用・麻薬管理者免許を申請しなければなりません．

オピオイドの強度は弱いものから順にオピスタン＜ペンタゾシン＜モルヒネ＜スタドール＜レペタン＜フェンタニルとなります．麻薬は大腸運動抑制作用があるため，排便障害に対しては緩下薬を併用したほうがよいでしょう．

b. 非麻薬性鎮痛薬

非麻薬性鎮痛薬は麻薬指定されていない合成オピオイド（ペンタゾシン®，レペタン®など）やNSAIDsやアセトアミノフェンです．こちらは麻薬ではないので，免許の申請は不要です．

7. 自律神経作用薬

交感神経に作用するか，副交感神経に作用するかで2つに分類されます．

a. 交感神経作用薬

・エピネフリン（ボスミン®，α_1，β_1，β_2 刺激）
・ノルエピネフリン（ノルアド®，α_1，β_1 刺激）

- イソプロテレノール（プロタノール®，β_1 刺激）
- エチレフリン（エホチール®，a_1 刺激）
- エフェドリン（エフェドリン®，a_1，β_2 刺激）
- ドパミン（イノバン®，β_1，a_1 刺激）
- ドブタミン（ドブトレックス®，β_1，a_1 刺激）

交感神経の a，β 作用に関してはあまり深入りせず，a_1 は血管収縮，β_1 は心拍増強，β_2 は気管支拡張くらいの知識で十分です．

心停止時は強力なボスミン®をワンショットで使いますが，基本的には DOA（ドパミンなどで血管収縮や強心をバランスよく配合），DOB（ドブトレックス®は強心がメイン）を併用して持続で $3\mu\text{g/kg/min}$ からスタートします．また血管拡張などによる血圧低下などにはノルアドレナリンを $3\mu\text{g/kg/min}$ から使用します．ノルアドレナリンには強力な血管収縮作用があるため継続して使用すると臓器不全を併発する可能性があり一時的に使用します．腰椎麻酔などによる一過性の血圧低下にはエホチール®やエフェドリン®を生食 $10\,\text{mL}$ で希釈し 2〜3 mL 静注します．

b. 副交感神経作用薬

副交感神経のシナプスで放出される神経伝達物質はアセチルコリンでコリン受容体に結合し重要な情報を伝達します．そして伝達し終わったアセチルコリンはコリンエステラーゼにより無害な物質に分解されます．よって副交感神経刺激剤として多用されるネオスチグミン（ワゴスチグミン®）はアセチルコリンを分解するコリンエステラーゼを阻害する抗 ChE 薬，つまりコリン作動薬なのです．

またアセチルコリンと似たような作用を持つムスカリンという物質が存在し，キノコなどから抽出されます．ムスカリンはある一部（心臓や平滑筋）のアセチルコリン受容体と結合し，コリン作動を模倣します．すると多量のムスカリンがアセチルコリン受容体と結合し，過剰な反応が起こります．それをムスカリン作用（心拍数減少，末梢血管拡張，腸蠕動亢進，気管や子宮収縮，腺分泌亢進，縮瞳，眼圧低下）と呼び，コリン阻害薬（アトロピン®）と併用することにより抑制されます．以前は全身麻酔後の抜管の際に使用される「リバース」と言えばワゴスチグミン＋アトロピン（筋弛緩薬拮抗としての作用以外の作用をアトロピンで撃退）でした．しかし現在はほとんど使用されません．

副交感神経抑制薬（コリン阻害）にはアトロピン®，スコポラミン（ブスコパン®），ハイスコ®があり，これらの刺激，抑制作用をバランスよく使うことが大切です．

抗精神病薬と自律神経作用薬についての理解はこのくらいで十分です．

D 全身麻酔：麻酔科の復習②

　全身麻酔は導入，挿管，維持，抜管の順に進んでいきますが，まずは導入の前に十分に酸素化しておきます．レミフェンタニル1 mL/hrを持続静注しながら酸素化はO$_2$ 1L，エア2Lのマスク換気で行います．最近は笑気とレミフェンタニルの併用はあまりしないうえ，second gas effectもあり笑気自体使わなくなってきています．Aラインやトランスデューサーは肝切除などの大きな手術のときだけ準備しておくので，肛門外科では必要ありません．

1. 導 入

a. 非バルビツール系静脈麻酔薬

　代表的なものはケタミン（ケタラール®）です．静脈注射では1～2 mg/kg，筋注では5～10 mg/kgを投与すると1時間程度鎮痛，鎮静作用があり，意識消失します．持続点滴では1～2 mg/kg/hrで使用されます．小児によく使用されますが，悪夢防止のためベンゾジアゼピンが併用されます．

　視床-新皮質を抑制し錐体外路刺激，中枢性の鎮静・鎮痛・意識消失を得ることができますが，開眼，眼球運動，嚥下反射は保たれるのが特徴です．肝代謝および腎排泄で，循環系では交感神経刺激薬として作用します．呼吸器系には気管拡張作用，気道分泌物上昇作用があるためコリン阻害薬を併用することがあります．

b. プロポフォール

　1% 20 mL（200 mg）を使用し，導入の際には体重×2 mgを投与するとほとんどの人は意識が消失します．卵，大豆アレルギーは禁忌のためベンゾジアゼピンに切り替えます．術中は5 mg/kg/hrで持続点滴し，麻酔深度により増減させます．制吐作用があるため内視鏡検査時に使用する施設もあります．

　レミフェンタニル（アルチバ®）と併用することで吸入麻酔を必要としないため，その麻酔法を前述のTIVAと呼び（p105参照），近年多用されています．この麻酔法はいわゆる「キレ」がよく，バランスのよい方法です．

c. Neuroleptanalgesia（NLA）変法

　ドルミカム®0.2～0.5 mg/kg＋ペンタジン®0.3～2 mg/kgを持続投与します．

2. 挿 管

a. 筋弛緩薬を使用した挿管（表3）

　最近はほとんどエスラックス®を使用します．ただし，full stomachなどの緊急時にはサクシン®を使用します．2剤の特徴を比較した表3をみると明らかにサクシン®の副作用が多く，エスラックス®が多用されます．やはり安全第一ですね．

表3 挿管に用いる筋弛緩薬の比較

薬品名	サクシン	エスラックス
作用機序	脱分極性	非脱分極性
投与量	1回 10〜60 mg 静注	1回 3 mL を 30 分ごと
作用時間	5分	30 分前後
拮抗薬	なし	ブリディオン
不活化機構	ChE による分解	肝臓で分解
副作用	K の上昇 筋肉痛 悪性過高熱	なし
禁忌	広範熱傷 多発外傷 脊髄損傷 筋疾患，腎不全 緑内障 高 K 血症	肝不全

b. スローインダクション（緊急や full stomach の場合）

　成人は純酸素数分間吸入後に笑気 4L，O_2 2L，セボフルレン®3％でマスク換気し，傾眠傾向出てきたらセボフルレン®を一気に 5％へ上げ，サクシン®静注し脱分極後すぐに挿管します．小児の場合は笑気 4L，O_2 2L を 2〜3 分マスク換気し，鎮静が得られたらセボフルレン®2％から開始し，興奮期を避けるように徐々にセボフルレン®を 5％まで上げ，あとは同様に挿管します．挿管後はエスラックス®3 mL/hr を持続静注します．

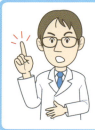

ラリンジアルマスクによる全身麻酔
　肛門手術では基本的に TIVA＋ラリンジアルマスクで全身麻酔は可能です．ラリンジアルマスクは人差し指でガイドしながら「スポッ」という感じで挿入し，カフを膨らませると自然とベストポジションに止まります．右穴から 60 cmNG tube 挿入（キシロカインスプレーにて潤滑させ，12Fr の NG チューブ使用）し，体位を取ります．

3. 維 持

　挿管後に BIS モニターを前額部に消毒して貼ります[1]．BIS モニターは覚醒している状態では 80〜90，麻酔中は 30〜60 をキープします．レスピレーターに接続し，Tidal volume を体重×10 mL，呼吸回数を 10〜12 回に設定します．セボフルレン®は 1〜2％でキープしますが，乗り物酔いする患者さんや若年女性には使用しないほうがよいでしょう．

4. 抜 管

　リバースはエスラックス®に対してブリディオン®1A 投与し，抜管後はエア 4L，O_2 2L でマスク換気します．

5. 緊急対応が必要な場合

悪性高熱症を例にしますと，以下の手順だけは覚えておきましょう．

①ダントロレン投与

②吸入麻酔中止

③純酸素化

④非脱分極性筋弛緩薬併用（マスキュラックス®など）

⑤全身の冷却

⑥利尿薬投与

E 術中管理

基本的に肛門外科の手術時間は短いですが，万が一に備えて術中管理もできたほうがよいでしょう．

1. 輸　液

輸液は基本，リンゲル液を使用します．四肢オペは2～3 mL/kg/hr，開胸4～5 mL/kg/hr，開腹7～10 mL/kg/hr 必要ですが，肛門手術では四肢オペと同様になります．

術中の糖質補充は血糖上昇傾向にあるので糖は控えめにしておきましょう．

2. 血圧管理

a. 高血圧

高血圧の場合，最初に表4の原因究明と対応処置を行います．チェックして問題ない場合は，ヘルベッサー1Aを生食10 mLで希釈し，2 mLずつ静注します．また持続で行う場合は効果が弱いほうから以下の薬剤を番号順に使用します．

①ペルジピン®　　2～10 μg/kg/min

②ミリスロール®　0.5～5 μg/kg/min

③ヘルベッサー®　2～10 μg/kg/min

表4　術中高血圧の対応

原　因	対　応
浅い麻酔	麻酔薬・鎮痛薬の追加
血中酸素濃度低下	酸素飽和度と血液ガスをチェック
高炭酸ガス血症	挿管チューブや体温に異常がないかチェック
体液過剰	中心静脈カテーテルが入っているときはCVPのチェック

b. 低血圧

　以下の対応を順番にしていきます.

①血圧低下の際はまず吸入麻酔薬をオフにします.

②乳酸リンゲルを「10～15 mL/kg/hr」で投与します.

③DOA を 2 μg/kg/min より開始すると同時に「ネオシネジン®, エホチール®, エフェドリン®」のいずれかを 10 mL 希釈で 1～2 mL ずつ静注します.

　それでも上がらない場合は

④ノルアドレナリンを 3 μg/kg/min からシリンジポンプで持続点滴します.

　徐脈の場合には「アトロピン®1A」を静注しましょう.

3. 不整脈

　もし術中に不整脈が出現した場合は表5のような薬の使い分けをします[2]. 正式にはこのように細かく分類使用されていますが, 当院では表6のように簡単な使い方をしています.

表5　術中不整脈治療に用いられる抗不整脈薬の Vaughan Williams 分類と作用, 代表薬

分　類	作　用	代表薬
Ⅰ群	Na$^+$チャネル遮断	
ⅠA 群	PR/QRS 幅中等度延長 APD 延長	キニジン, プロカインアミド, ジソピラミド
ⅠB 群	PR/QRS 幅不変 APD 短縮	リドカイン, メキシレチン, アプリンジン
ⅠC 群	PR/QRS 幅高度延長 APD 不変	プロパフェノン, フレカイニド, ピルシカイニド
Ⅱ群	交感神経 β 受容体遮断	プロプラノロール, メトプロロール, ビソプロロール, カルベジロール, ナドロール, アテノロール, ランジオロール, エスモロールほか
Ⅲ群	APD 延長（K$^+$チャネル遮断）	アミオダロン, ソタロール, ニフェカラント
Ⅳ群	Ca チャネル遮断	ベラパミル, ベプリジル, ジルチアゼム

以下の文献を参考に作成.
（日本循環器学会：不整脈薬物治療ガイドライン. p15, 2020〔https://www.j-circ.or.jp/cms/wp-content/uploads/2020/01/JCS2020_Ono.pdf〕（最終確認：2024 年 12 月 1 日）

表6　術中不整脈に対する薬物投与（宮崎そらの内視鏡クリニック）

不整脈	対　応
洞性頻脈	ワソラン 0.5～1 mg 静注
洞性徐脈	アトロピン 1 A 静注
SVPC（上室性期外収縮）	経過観察
PAT（発作性心房性頻拍）	頸動脈圧迫, 眼球圧迫で経過観察
心房細動	血圧が高ければワソラン そうでなければインデラルやリスモダン投与

4. 電解質異常
a. 高 K 血症
K≧5.5 mEq で以下のような ECG 変化が出ます.

- ・K≧5.5 　　　　QT 短縮, 尖性 T
- ・K>6.5 　　　　P 波平低化, QRS 幅拡大, ST 下降
- ・K>7.0 　　　　PQ 延長, QRS 幅さらに広がる
- ・K>10 　　　　　VF

原因疾患は腎不全, 抗アルドステロン薬過剰投与, Addison 病, 広範囲組織損傷が主なものですが, 普通に維持液の過剰投与でも K 上昇します.

治療はカルチコール®10 mL を 3〜4 分かけてゆっくり静注します. またメイロン 3/5 ×(-BE×体重) mL の量を 3 日間かけて点滴します. 他にグルコースインスリン療法(ヒューマリン R 1C 単位＋50%ブドウ糖 60 mL)をスケールに合わせてシリンジポンプで持続点滴したり, 陽イオン交換樹脂(ケイキサレート 20〜50g＋微温湯 100〜200 mL を 30 分で注腸することもあります.

b. 低 K 血症
K<3.0 で以下のような ECG 変化が出ることがあります.

- ・T 波より U 波増大し, T 波が低くなり陰性化
- ・Ⅱ, Ⅲ, aVF で P 波増高し, PQ 延長

原因は利尿薬大量使用, 嘔吐, 原発性アルドステロン症, Cushing 症候群, ジギタリス中毒などがあります.

治療は「スローケー®2T 2× 　内服」もしくは「KCL(20 mEq)1A＋5%ブドウ糖 20 mEq/hr 以下」でシリンジポンプ点滴します.

c. 高カルシウム血症
ECG 上 ST が短縮します.

原因としては副甲状腺機能亢進症, 多発性硬化症, がん, サルコイドーシス, ビタミン D 過剰摂取などがあり, 治療は生食を点滴します.

5. アニオンギャップ
$(Na^+ K) - (HCO_3^+ Cl) = 10〜14$(プラスイオンとマイナスイオンのギャップ)が正常値ですが, 代謝性アシドーシスの際にはアニオンギャップが下がるため乳酸などの固定酸が上昇していることになり, 診断が容易になります.

6. 水分喪失に対する補充

正常な尿量は 1 mL/kg/hr で 便からは 200〜300 mL の水分喪失があります. それに加えて不感蒸泄が 900〜1200 mL あるため, 補充は H_2O の喪失と考え 5%ブドウ糖で補充します.

嘔吐時は HCL の喪失で低 Cl 性代謝性アルカローシスとなり, 下痢時は HCO_3 の喪失（便はアルカリな場合が多い）により代謝性アシドーシスになります.

7. 出血の補充

a. 補充の基本

出血量の 3〜4 倍の晶質液（生食などの分子が小さい輸液）を補充します.

b. ヘスパンダー（代用血漿）の投与基準

15 mL/kg の出血までは輸血せずに輸液で対応します. Hct は30%, Hb 10 g/dL をキープしましょう. 輸血する際は, 輸血量 BW×2.2×（目標 Ht − 現在 Ht）mL で計算します. 肛門外科の手術で輸血することはないでしょうが, 参考までに覚えておきましょう.

8. 糖尿病 sliding scale

術前, 術中, 術後の血糖コントロールで必要になります.

a. 食事ほぼ全量摂取可の場合

3 食前の血糖測定し, 薬剤はヒューマリン R 皮下注です（表7）.

b. 食事半分以下あるいは末梢点滴の場合

3 食前の血糖測定し, 薬剤はヒューマリン R 皮下注です（表8）.

表7 食事全量摂取可の投与量

血糖値（mg/dL）	ヒューマリンR
101〜150	4E
151〜200	6E
201〜250	8E
251〜300	10E
300〜351	12E
351〜400	14E
401〜	20E

表8 食事半量以下か末梢点滴の場合の投与量

血糖値（mg/dL）	ヒューマリンR
101〜150	4E
151〜200	2E
201〜250	4E
251〜300	6E
300〜351	8E
351〜400	10E
401〜450	12E
451〜500	16E
500〜	20E

表9 中心静脈栄養で全身状態不良の場合の投与量（開始段階）

血糖値 (mg/dL)	生食 50 mL ＋ヒューマリン R 50E
251～300	持続静注 0.3 mL/hr
301～350	持続静注 0.5 mL/hr
351～400	持続静注 1.0 mL/hr
401～450	持続静注 1.7 mL/hr
451～500	持続静注 2.5 mL/hr
501～	持続静注 3.0 mL/hr

表10 中心静脈栄養で全身状態不良の場合の投与量（次の段階）

血糖値 (mg/dL)	ヒューマリン R
50 以下	50%ブドウ糖 40 mL 静注で持続静注中止
51～80	50%ブドウ糖 20 mL 静注で 0.4 mL/hr 減
81～120	20%ブドウ糖 20 mL 静注で 0.4 mL/hr 減
121～230	そのまま
231～300	持続静注 0.2 mL/hr 増
301～350	持続静注 0.4 mL/hr 増
351～400	持続静注 0.6 mL/hr 増
401～450	持続静注 1.0 mL/hr 増
451～500	持続静注 1.5 mL/hr 増
501～	持続静注 2.0 mL/hr 増

c. 中心静脈で全身状態が不良である場合

血糖測定は安定するまで1時間ごとに行い，ヒューマリン R を持続静注（生食 50 mL ＋ヒューマリン R 50E）します．開始段階の最初のスピードを表9に示します．

次の時間から血糖値によりヒューマリン R 持続静注を微調整します（表10）．

2 術前処置と麻酔の説明

　術前処置は術前に排便コントロールがきちんとできていることが前提です．実際には以下のように患者さんへ実際の薬を見せながら丁寧に説明します．

手術前日についての説明

【説明例】
- 手術の前日，当日の説明をさせていただきます
- 手術前日，○月○日ですね
- 前日は下剤を3種類飲んでいただきます
- 最初に飲んでいただくのがこちらの「マグコロールP®」というお薬になります
- こちらを夕方もしくは夕食前に内服してください
- 内服の方法ですが，まずは袋の中に紙コップと薬が入っています
- 紙コップに水を半分程度入れて，薬を1包全部しっかり溶かしていただきます
- そのあとに180 mLと書いた目盛りがありますので，そこまで水を追加して軽く混ぜてから内服していただきます
- 次に飲んでいただくのがこちらの「ピコスルファートNa」というお薬になります．こちらは夕食後になります
- 飲み方は100 mL（コップ半分）くらいのお水に1本すべて溶かして軽く混ぜてから内服していただきます
- 3つ目が寝る前になりますので，だいたい夜の21時から22時頃に「センノシド」という錠剤を2錠とも飲んでいただきます
- 21時以降は絶食となりますが水やお茶などは摂取していただいてかまいません
- 薬は早い方は夜中から効いてくる場合がありますが，便が出てしまえば効果はなくなるので心配はいりません

前処置による副作用についての説明

【説明例】
- 当院では今まで出たことはないのですが，気を付けていただきたい副作用がございます
- 飲んだ後に"お腹が膨れる"，"強い吐き気"，"吐いてしまった"，"激しい腹痛"，"血便"等の症状がみられた場合はただちに飲むのを中止して当院もしくは救急病院への連絡をお願いいたします

C 手術当日についての説明

【説明例】
- 次に手術当日の説明に入ります
- 当日は絶食で来院をお願いいたします
- 来院されたら術衣に着替えをしていただきます
- その際，化粧やマニキュアは落としてください
- 貴金属類も紛失などしないように，外してロッカーにしまってください
- 手術に入る前に医師の診察に入りますので，何か身体的変化がありましたら，その際にお知らせください

D 手術の同意を撤回する場合についての説明

【説明例】
- いったん同意書を提出された場合でも手術が開始されるまで撤回はいつでも可能ですが，なるべく3日前までにご連絡をお願い致します
- 以上で説明が終わりとなりますが，ご不明点などなかったでしょうか？

E 麻酔についての説明

当院では図2のような脊椎の模型を使って説明しています．

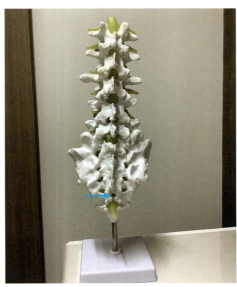

図2　麻酔説明用の脊椎の模型（矢印が仙骨裂孔）

【説明例（仙骨硬膜外麻酔の場合）】
・背骨の一番下に小さな穴（図2矢印，仙骨裂孔）が開いており，ここから硬膜外という狭い空間に麻酔薬を入れます
・そうすると，肛門とその周囲の感覚が1時間ほどなくなるので，無痛で手術ができます
・また硬膜外麻酔ですので，脊髄の中に薬剤を入れる脊椎麻酔よりもリスクが少ないのが特徴です

術前処置の省略法

　全大腸内視鏡検査（TCS）の翌日に手術日程を組むことによって，術前処置を省略することが可能です．TCS後は検査食を食べていただき，翌日の手術を迎えてもらいます．

3 | 妊婦，授乳婦，小児，アスリートへの処方

　肛門外科には通常とは違う状態の患者さんも多数来院します．特に注意が必要なのが，妊婦，授乳婦，小児，プロのスポーツ選手です．実臨床で「困った」という経験をされた先生方のために少しここで注意点をまとめておきます．

Ⓐ　妊　婦

1．基本的な注意

　診察や処置の体位は個人差があるものの，おおよそ妊娠後期になるとジャックナイフ体位はとれない場合が多いです．よって妊婦は側臥位で行う診察が基本となってきます．また麻酔に関しては局所麻酔，脊椎麻酔，硬膜外麻酔では胎児への影響はまずないと言ってよいでしょう．ただし，母体の精神的苦痛を考慮し手術，処置が母体の解剖学的・生理学的変化が比較的少ない妊娠14〜28週以外は慎重に行う必要があります．

　当院では症状や病態と流早産を天秤にかけて，しっかりとインフォームド・コンセントを行い手術・処置を施行するようにしています．

2．使用薬剤について

　妊婦における内服薬で注意が必要なものは，NSAIDsです．妊娠後期の胎児にNSAIDsは心・腎毒性があるため禁忌です．よって妊娠後期の鎮痛薬はアセトアミノフェンのみとなります．痔疾に対する坐剤に特に制限はないですが，ステロイド含有剤の長期連用とやはりNSAIDsを含む鎮痛系の坐剤は避けたほうがよいでしょう．その他の薬は最新の「今日の治療薬」などを参照し，当院では米国FDA基準では「A」まで投与OK，豪州ADEC基準では「B1」までは投与OKとしています．

　それでも困ったときはかかりつけの産科に電話して聞くのがベストしょう．以下に妊婦排便コントロールや痔核疾患の内服処方例を示します．

a．妊婦排便コントロール

処方例
・桂枝加芍薬湯エキス　5g 2×
・活性生菌製剤　4〜6T 2×
・酸化マグネシウム（500）2T 2×

　上記でも効果がない場合は，1日3回に増やしたり，ラキソベロンや乙字湯を追加します．ラキソベロンは大量投与で子宮収縮の可能性があるため，1日10〜15滴くらいにして

おきます．基本的にセンナ系などは使用しません．

b. 痔核疾患

処方例
・ヘモナーゼ®（もしくはヘモクロン®）2T 2×
・乙字湯 2p 2×
・活性生菌製剤 4〜6T 2×

ヘモナーゼ®とヘモクロン®の使い分けは「腫脹」が強いかどうかです．腫脹が強い場合はヘモクロン®が有効でしょう．

B 授乳婦

授乳婦へ全身投与した薬は基本的にすべて乳汁移行すると考えてよいでしょう．よって投与した薬は乳児に投与可能なのかを考えないといけません．ただ，われわれは小児科医ではないので，すべての薬剤の可否はわかりません．当院ではここでも「今日の治療薬」などで「Medication and Mother's Milk 基準」でL3以下であれば基本的に投与OKとしています．

また授乳婦にTCSを施行する場合などのセデーションですが，通常使用するベンゾジアゼピンの半減期は最大でも24時間であるため，搾乳などを行い丸1日断乳可能であれば使用OKにしています．

排便コントロールの内服薬に関しては妊婦と同様でよいでしょう．

C 乳児を含む小児

子どもの薬に関しても基本的なところは妊婦，授乳婦と同じです．ただし子どもは錠剤が飲めない場合が多いので，体重ごとにマグネシウム細粒の量を変更して処方します．またステロイド含有坐剤も知らない間に長期連用になり，発育障害をきたしたりするため，坐剤はステロイドを含まないものを使用します．

以下に小児裂肛（体重15kg）の処方例を示します．

処方例
・酸化マグネシウム 83%　0.8g 3×
・ビオフェルミン配合散　1g 3×
・ラキソベロン内容液 0.75% 1日1回　6滴
・ボラザG軟膏®　1日半量を2回

D アスリート

　最も処方に制限があると言っても過言ではないのがアスリートでしょう．いわゆるドーピング問題です．

　問診でプロのアスリートであることが判明した段階で，まずはそのチームの「アンチドーピング使用可能薬」の冊子を持参しているか聞きます．持参している場合には，その冊子の中から何とか処方できる薬を探せばいいのですが，持参していない場合には院内にアンチドーピング使用可能薬リストを作成しておくと便利です．

文　献
1）水野谷和之，森本裕二：脳波モニタと筋弛緩モニタ．医機誌 86：543-548，2016
2）日本循環器学会：不整脈薬物治療ガイドライン，p15，2020

匠のワザを盗む―専門施設見学の極意　私の肛門外科修行⑤

　読者のみなさんにぜひともお伝えしたいことがあります．それは肛門科の専門施設を見学する際の7ヵ条です．修行を重ね，いつしか到達した私のノウハウ（裏ワザ？）です．

1. 知らないふり，ヘタなふりをすること．
2. 余計なことは言わない．口は災いの元．しかし師範の得意分野の質問はする．
3. 決して目立たない（できれば透明人間化する）．
4. 専門医ではなく，専攻医としての気持ちを持つ．
5. チャンスは一度きり．メモ帳を見ずして，書き残せるようにしておく．そしてその日のうちに清書する．録音したり，スマートフォンを使ったりするのはできるだけ避ける（身体で覚えましょう）．
6. 研修病院の先生が書いた著書があれば必ず読んでおく．
7. 情報を引き出せる「さしすせそ」を適度に使う（使いすぎると薄っぺらくなってしまいます）．さ：「さすがです」，し：「知りませんでした」，す：「素晴らしい」，せ：「センス抜群ですね」，そ：「そこ大切ですよね」．「さしすせそ」を使うことで，いろいろと教えてもらえます．

　以上のことに留意しておけば，最大限の成果を持って帰ることができます．
　また，そもそも研修・見学にたどり着く必要がありますが，それについて次のコラムでちょっと触れてみます（p126参照）．

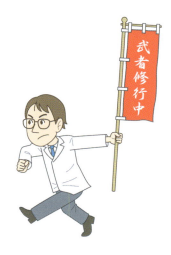

V

日帰り手術後の肛門診察

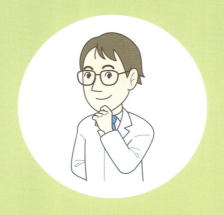

1　外科手術後

術後1ヵ月までの肛門診察は基本的に肛門鏡のみで，しかも肛門管外の観察のみです．
手順はSims体位でブランケットまでは通常の診察と同じです．
「それでは見ていきますね～」でブランケットを上げます．「少し触ります」と言って肛門鏡を創部に軽く押し当て撮影します．術後は「きちんと洗浄されているか」と「創辺縁の発赤腫脹」を重点的に見ていくので，創がきれいであれば1，2枚撮影し終了です．粘稠な黄色液が創に付着していたり便汁が付いていれば洗浄指導を行い(図1a)，トイレシャワーに行ってもらいます．その後，創がきれいになったところを撮影し(図1b)，洗浄不足を認識してもらうことで適切な洗浄を徹底します．
術後1週間は排便コントロールに追加して抗生物質や鎮痛薬などを処方します．術後1週以降は以下の処方を2～3週間行い，1ヵ月後に創のチェックをさせてもらいます．もちろん排便コントロールは別で継続します．

処方例
・ヘモクロン®
・乙字湯
・ビオスリー®
1日2～3回内服し，局所はガーゼとともにヘモレックス®塗布を，1日2回行います．

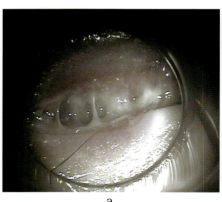 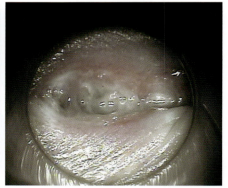

a.　　　　　　　　　　　　　　　　　b.

図1　日帰り手術後の診察例
a：LE創の辺縁発赤と粘稠な黄色液
b：トイレシャワー後に粘稠液の減少を認めます．ここまで洗浄してもらうよう指導します．

2 ALTA 単独療法後

　直腸鏡による診察を行い，痔核縮小サイン（hemorrhoid shrinking sign : HSS）と有害事象の有無のチェックを重点的に行います．また Clavien-Dindo 分類を用いて有害事象を評価しています．

　ALTA 単独療法後のサーベイランスは表 1 に示すとおりに行っていきます．根治度評価別フォローアップは p41 参照．

表 1　ALTA 後サーベイランス

翌日	・直腸鏡にて HSS の有無や有害事象のチェック ・必要な排便コントロール
1 週間後	・直腸鏡で問題なければ排便ケアを指導し終了 ・排便コントロールが必要なら継続 ・直腸潰瘍（p78 参照）などの有害事象出現時には坐剤などを継続
1 ヵ月後	・何も症状がなくても再来してもらい，状態を問診します

専門施設を見学するには―電話でチャレンジも　私の肛門外科修行⑥

　施設見学のためには，人脈を使う（知り合いの人脈も含めた），いわゆる「コネ」を使うこともあり，また学会に参加して直接先生にお願いする場合もあります．

　また電話で直接交渉が必要な場合もあるでしょう．そのような場合に備えて，肛門外科見学依頼電話マニュアルを作成しておくと便利だと思います．以下は想定会話の一例で，学会に参加した後に，見学をしたい先生にお願いするパターンです．

【見学依頼電話マニュアル例】
　まずは外来がひと段落する午後1～2時もしくは夕方5時に病院に電話します．このときにお忙しい感じの際には，受付の方に都合のよろしい時間帯を聞いて掛けなおします．先生とつながったら
「〇〇クリニックの▲▲と申します．突然のお電話で大変恐縮です」
というと，おおよそ
「いかがされましたか？」
と聞かれますので，
「先生の学会でのご発表を拝見しまして，素晴らしく感銘を受けました．つきましてはご迷惑のない範囲で構いませんので，研修・見学の機会をいただいてもよろしいでしょうか？」
と丁寧にお伺いすると，多くの先生は
「いいですよ」
と言ってくれます．ここで，研修に慣れている施設では秘書さんから連絡が来たりします．そうでない場合は
「先生のご都合のよろしい曜日などはございますか？」
と質問して，日程を決めてしまいます．電話で熱意まで伝われば完璧ですね．

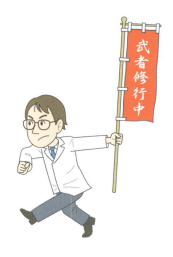

VI

日帰り手術後に気を付けるべきこと

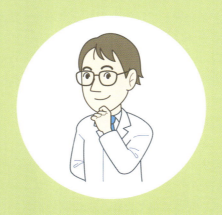

1 ｜ 術後 Q&A

術後 Q&A を作成し，術前術後のインフォームド・コンセントに使用しています.

Q1 お尻の洗浄はどのようにすればよいですか？

A1

　術後 2 週間は，手術創が便に汚染されていると痛みが増すばかりか傷がきれいに治らない可能性があるので，温水便座，シャワー，お風呂などでできるかぎり洗浄してください. おしっこの際にもトイレシャワーで温水洗浄をすると効果的です. ただし，お風呂でボディソープや石鹸を使用すると傷が赤く炎症を起こすことがあるので使用は避けましょう. もちろん創傷治癒後は通常のトイレシャワー使用に戻してもらいます.

【術後トイレシャワーの正しい使用法】

①ズボンなどを下ろす.

②便座のフタをあけ，なるべく背筋を伸ばして便座にすわる.

③排便をする.

④排便が終わったら，水勢のレベルを確認し最弱に設定.（レベル設定がない場合はお尻を少し持ち上げておく）

⑤お尻を少しだけ 2～3 cm ほど前方にずらす.

⑥「やわらか」ボタンを押す.（「やわらか」がない場合は「おしり」を押す）

⑦水または温水が肛門の後側に当たり始めるので少しずつ後方にお尻を戻し肛門が洗浄できるようにする. この際，最初は少々しみますが 10 秒ほど当てていると徐々に軽快してきますので，できれば水勢レベルを少し上げていきます.

⑧お好みでムーブボタンを押して肛門の周りを満遍なく洗浄するか，自分で腰を動かして肛門の周りを洗浄するかはお好みです.

　⇒注意事項：肛門内に水流が直撃すると，いわゆる「ウォシュレット浣腸」のようになり，便意が再来するので少しお尻を締め気味にするか，周囲に当たるようにします. 特に「おしり」使用時に注意が必要です.

⑨トータル 20 秒ほど洗浄したら，止めるボタンを押す.

⑩トイレットペーパーを手に取る.

⑪財布などポケットに入ったものが便器内に落下しないように立ち上がり水滴を取るためだけにトイレットペーパーを押し当てる. 決してゴシゴシ拭かない.

⑫トイレットペーパーを便器に捨てた後，乾燥機能が付いていれば，再度便座に座り 5 秒ほど乾かす. 残便感が出る可能性があるので乾かしすぎないように注意する.

⑬財布などポケットに入ったものが便器内に落下しないように立ち上がって排泄物を流す.

⑭流れきったことを確認し便座のフタを閉める.

以上 14 ステップで終了です.

Q2 お風呂は入ってもよいですか？

A2
　手術当日は麻酔や点滴をしているのでシャワーのみがよいでしょう．翌日からお風呂には積極的に入るようにして，いつもより長めに入浴しましょう．お尻を暖めることにより末梢循環がよくなり手術創がきれいに早く治っていきます.

Q3 トイレシャワーやお風呂がない環境ではどうすればよいでしょうか？

A3
　携帯用トイレシャワーを購入するか，もしくはノンアルコールタイプのウェットティッシュで押さえるようにして拭きましょう．トイレットペーパーしかない場合はペーパーを濡らしてから数回患部を拭い，最後に乾いたペーパーで拭けば大丈夫でしょう.
　決してゴシゴシ拭かないように注意しましょう.

Q4 翌日から仕事はできますか？

A4
　手術翌日は傷の状態や疼痛，排便状況をチェックするために受診していただきますので，それに支障なければ勤務可能です．ただし，疾患の重症度により術後疼痛が強い場合があるので，そのような場合は 2, 3 日お休みしたほうがよいでしょう．また仕事中の 1 時間以上座りっぱなし，立ちっぱなしは避けたほうがよいでしょう.
　基本的に痛みがなければ就寝時を含めて姿勢の制限はありません.

Q5 手術後は出血や痛みはありますか？

A5
　手術後は傷が開放となっている場合が多いため，1〜2 週間ほど排液や薄い出血があります．そのためガーゼやナプキンなどで保護が必要になりますが，必要な排液なので心配はいりません．手術当日は麻酔の効果が切れると多少ズキズキとした痛みがありますが，痛み止めでコントロール可能で日ごとに消えていきます.
　また排便時にシミるときがありますが，排便後すぐに洗浄すれば軽減できます.

Q6 手術後はいつごろからスポーツをしてもよいですか？

A6
　手術後 1 週間でスポーツは OK ですが，激しい運動は 1 ヵ月くらい避けましょう.

Q7 食事は通常どおりでよいですか？

A7
　食事に特別な制限はないですが，刺激物は避けましょう．後述の排便コントロールをきちんと行っていれば問題ないです．飲酒については排便コントロールが乱れない程度であれば大丈夫です．

2 | 排便ケアと排便コントロール

　排便コントロールは排便ケアの中の1つに含まれます．排便ケアがしっかりできていると術後管理がかなりスムーズになり，痛みも軽減されます．排便ケアは次の3つの「保つ（継続する）こと」が大切となってきます．それぞれについて解説していきます．
①「腸内環境をよい状態に保つこと」
②「排便習慣をよい状態に保つこと」
③「適切な排便コントロール薬の内服を継続すること」

A 腸内環境をよい状態に保つ

1. なぜ腸内環境をよい状態にするのか

　以下のような体にとってよいことがたくさん起こります
・アレルギーの改善，免疫力アップ：免疫細胞の75%が腸に存在するため．
・肌荒れ防止：老廃物が溜まりにくく，皮膚のターンオーバー促進するため．
・太りにくい体質になる：食物繊維がコレステロールの吸収を抑制するため．
・新陳代謝アップ老化防止：悪玉菌によるアンモニアの産生を抑制するため．
・発がん予防：悪玉菌による二次胆汁酸の産生を抑制するため．
・血液がサラサラ：コレステロール上昇の抑制，老廃物産生を抑制するため．
・ストレス減少：セロトニンの95%が腸で産生されるため．
・排便障害の予防：排便コントロールが容易になるため．

2. 自分の腸内環境を確かめる方法

　TCS後もしくは1日程度絶食後に野菜のみを食べ，おならが臭うかどうかで判定可能です．腸内環境が良ければ，ガスが臭うことはないでしょうが，悪ければ臭います．

3. 腸内環境改善の具体策

　それでは，腸内環境をよくするためにはどうすればよいのでしょうか？
①ビフィズス菌や乳酸菌製剤（プロバイオティクス）を内服しましょう
　⇒ビフィズス菌や乳酸菌が大腸に定着することで悪玉菌の働きを抑え，老廃物や有害物質の産生を減らします
②単なる砂糖ではなくオリゴ糖や乳糖を摂取しましょう
　⇒オリゴ糖や乳糖は腸に吸収されにくいため大腸まで届き，ビフィズス菌の栄養になります．吸収されにくいためカロリー制限にも有効です．乳糖は多くの乳製品に含まれています．

③食物繊維を摂りましょう
　⇒食物繊維は水分を含んで便を軟らかくしたり，大腸の壁を刺激して腸の動きを活発にしたりします．

　食物繊維は炭水化物，タンパク質，脂質，ビタミン，ミネラルという5大栄養素に続いて第6の栄養素となると言われるほど重要なもので，成人に必要な食物繊維は1日に約20〜25gといわれています．しかし食物繊維20〜25gというとトマト10個分に相当するため，現実的に摂取していくのは厳しいと思われます．
　なお，「日本人の食事摂取基準（2025年版）」では成人男性では18〜29歳で20g以上，30〜64歳で22g以上が目標値で，成人女性では18〜64歳で18g以上（妊婦・授乳婦も18g以上）が目標値とされました．食事摂取基準の解説では，理想的な食物繊維の摂取目標量は25g以上と考えられるが実行可能性を考えて少し低く設定した，と言及されています．
　理想的な食物繊維を摂取したい場合は，水に溶ける水溶性食物繊維はサプリメントで，溶けない不溶性食物繊維を野菜などから摂取するといいでしょう．

④よく寝ましょう
⑤なるべくストレスを避けましょう
⑥適度な運動をしましょう
⑦抗生物質の乱用をしないようにしましょう
⑧保存料を多く含んだ食品を摂取しないようにしましょう
　これらの8項目のうち①〜③の3つを3本柱として徹底していくとよいでしょう．

Ｂ　排便習慣をよい状態に保つ

①誰にでもある3つの反射を活用しましょう．
・胃結腸反射：人はご飯を食べると胃袋から大腸に動きましょうとの指令がいきます．よって朝のコップ一杯の水が吉です．
・起立反射：人は起床とともに腸も活動を始めます．
・視覚反射：人は美味しそうな食べ物をみると腸の動きが活発になります．
②1日に1〜3回の排便回数を目指しましょう．
③よい便の目安とは色は濃すぎず薄すぎず・軟らかくて匂いが少なく・トイレに沈まないものです（便は多少空気を含んでいたほうが排便しやすいです）
④便意を感じたら我慢しないですぐにトイレへ行きましょう．
⑤お腹，腰を温かくしましょう
⑥ゆっくり入浴しましょう
⑦リフレクソロジーを活用することで排便がよくなったとの報告があります
　これらを実践することでよい排便習慣が定着します．

適切な排便コントロール薬の内服を継続する

　排便評価からの排便コントロールは前述しましたが，排便タイプからの適切な排便コントロールも術後は大切になってきます．排便コントロールで大切なことは，今の状態を理解してもらうことです．そこで以下のような疾患別分類を見せて，現在の自分の状態を認識してもらいます．

① 正常範囲タイプ
② 機能に問題があるもの：弛緩性便秘タイプ，痙攣性便秘タイプ，直腸性便秘タイプ，過敏性腸症候群タイプ，慢性下痢タイプ，小児便秘タイプ，裂肛タイプ，妊娠タイプ，授乳タイプ，便失禁タイプ
③ 腸の病気によるもの：大腸腫瘍タイプ，炎症性腸疾患タイプ，直腸脱タイプ，その他

　それぞれの病態，疾患に応じた治療薬例を表1に示しますが，排便評価により薬剤は変わることがあります．

表1　排便障害タイプ別処方例

タイプ	病態	治療例（1日量）
弛緩性便秘	・大腸の筋力低下により大腸自体が伸びて膨らんでしまった状態 ・便やガスを送り出す機能が低下し排便障害となる	・酸化マグネシウム　2T ・ビオフェルミン　4T
痙攣性便秘 （過敏性腸症候群）	・大腸の至る所で過度の収縮が長時間発生し，通過障害をきたすため，腹痛や違和感を伴って下痢や便秘を周期的に繰り返す	・コロネル　2T ・桂枝加芍薬湯　2包 ・ソラナックス　2T
直腸性便秘	・便を溜めておく直腸の機能が弱まり排便がうまくいかない状態	・セチロ　4T ・酸化マグネシウム　2T ・ビオフェルミン　4T ・新レシカルボン坐剤　1個
慢性下痢	・慢性的に水様～軟便となっている	・コロネル　2T ・タンナルビン　2g
大腸腫瘍	・腫瘍により便が大腸を通りにくい	・外科的治療
炎症性腸疾患	・潰瘍性大腸炎やCrohn病により大腸粘膜が損傷を受けている	・ペンタサ　3T ・エンシュア（栄養剤）
便失禁 直腸脱	・肛門の筋肉が弱くなり，便が漏れてしまう	・コロネル　3T ・タンナルビン　2g ・ビオフェルミン　6T ・桂枝加芍薬湯　7.5g

腸内環境と活性生菌製剤

　肛門外科では，肛門疾患を手術や投薬で治療して終了ではなく，「なぜその肛門疾患に罹患してしまったのか？」まで考えていく必要があります．多くの場合，排便障害が根底に存在する場合が多いので，腸内環境が問題となってきます．この腸内環境を改善することにより，再発や新たな肛門疾患の発症予防につながっていくことが推測されます．また最近は腸内環境ブームもあり，さまざまな疾患や病態と腸内環境の関係が解明されてきています．詳しいことは「日本医師会雑誌第 149 巻第 9 号」を参考にされればよいと思います[1]．こちらには腸内細菌叢による疾患への影響の特集が組まれており，腸内環境の改善が疾患発症の予防になることが詳細に解説されています．よって当院では術前術後に活性生菌製剤を長期服用してもらい，腸内環境をよい状態に保ってもらうようにしています．

　ただし，ここで一つ問題が発生します．腸内環境は「見えない」ということです．よって，世間では「腸内環境にはビフィズス菌がよい」「乳酸菌を含むヨーグルトやヤクルト類を飲んだほうがよい」くらいのぼんやりとした理解で終わる場合が多いのです．以下ではもう少ししっかりと理解できるよう，わかりやすく掘り下げていきたいと思います．

1．腸内環境

　一般的に大腸内には種類で言うと 1,000 種類，約 100 兆個の細菌が生息しており，それぞれが腸内フローラと呼ばれるいわゆる"国"みたいなものを大腸粘膜に作っています．そして，どの国が優勢かで腸内環境，いわゆる地球の環境が決定されるみたいなことが成書には書かれてあります．悪い国に支配されていると，地球環境は汚染されてしまい結果的に人類を破滅に追いこみます．たとえるならそういうことが大腸内で起こっているわけです．

　ではどうやってそれを調べたのか，果たして全人類にそれが当てはまるのかというところまで見ていかないといけません．それは 19 世紀にまで遡ります．それまでも便の培養は行われていたのですが，本格的にはパスツール研究所のティシエ先生が乳児の便を培養し，圧倒的にビフィズス菌類が多く，成人ではビフィズス菌類が少なくなっていることを発見したところから始まりました．それ以降，実際の大腸の至る所から組織を採取，培養をしたところフローラがあることが判明してきたのです．ただし，常在腸内細菌は十人十色で，何がよくて何がわるいのか最初のうちはわかりませんでした．ところが，そこからいろいろな研究者が排便障害や大腸病変の有無で腸内細菌を比較し，乳酸，酢酸，酪酸など酸類を産生する菌の多い人において排便状態がよいことがわかってきたのです．

　また，大腸内が酸性に保たれると大腸の運動を促すこともわかってきました．そこで酸を酸性する菌が優位な大腸を「腸内環境がよい」という表現をするようになってきました．だからと言って，生体の大腸を摘出し調べるわけにはいかないので，正確には腸内環境が本当によいかどうかはわかりません．しかも 1,000 種類もの細菌が存在するわけですから，なかなか 1 生体の全種類同定というわけにはいかないと思います．しかしそこにはちゃんとした理由があるのです．

2. 腸内細菌

　ちょっとここからはマニアックな話になりますが，要点は至ってシンプルです．生物には真核生物と原核生物の2種類がいます．違いは細胞の染色体を包む envelope（膜）が存在するかしないかです．人類などの高等生物は真核生物で，細胞膜の中の染色体は envelope に包まれています．原核生物（原始的な生物）にはその envelope が存在しないため，細胞膜の中はいきなり染色体です．ほぼすべての生物がこのどちらかに属しています（ちなみにウイルスは RNA のみですのでこの分類では生物ではありません）．その原核生物と真核生物が共存して，初めて真の生体が成り立つわけです．そして生物は大きさが小さくなればなるほど種類が増えます．たとえばヒトは「動物界」の中の「脊椎動物門」の中の「哺乳網」の中の「霊長目」の中の「ヒト科」の中の「ヒト属」の中の「ヒト」です．この界（ドメインとも言われる）や門の中の種類が，「ヒト」ではあまり多くないですが，細菌レベルでは相当沢山存在します．それで大腸内だけで 100 兆菌レベルになるわけです．大腸内に存在する「門」だけでも 30 種類くらいいます．よって一口にビフィズス菌といっても，お仲間がヤマほどいるわけです．だから bifidus という名前だけでなく，ミドルネームみたいな名前が沢山ついて，他と区別されているわけですね．

　話がそれましたが，どの細菌が良くて，どの菌が悪いかははっきり言ってすべて解明されているわけではなく，ただ「酸」を産生するかどうかで区別されているのです．ある研究によると，便は酸性に偏っているほうが排便状態良好という結果が出ています．よって，その細菌の産生物質や代謝のどこかで酸が形成されていると人体にとって「よい」ということになるのです．たとえば，蛇は種類が多すぎて素人にはどの蛇が毒を持っているのかわかりません．しかし昔から「頭が三角の蛇には毒がある」と言われているように，三角だけで仕分けします．腸内環境では酸を産生する＝毒がないという，それくらいのレベルでしか解明されていないということですね．

3. 活性生菌製剤（プロバイオティクス）

　そういうわけで，乳酸などの物質を産生する乳酸菌は体によいと言われているわけです．ただし，乳酸菌などの善玉菌は酸素を嫌う嫌気性菌で，しかも口から摂取しても大腸まで到達するのがごくわずかと言われています．そこで登場したのが，プロバイオティクスです．ドライフードみたいな加工がされており，これであれば生きたまま大腸に到達するのです．よって排便コントロールの際に必須の薬物となります．ただし，大腸に到達する前に死んでしまった乳酸菌の死骸は大腸で生きた乳酸菌の餌になると言われていますので，完全に無駄ではありません．このようにして，1,000 種類のうちわずか何種類かでもいいので善玉菌を体内に入れることによって腸内環境を少しでも改善していこうとしているのです．そういう理由で，腸内環境改善のため乳酸菌，酪酸菌，酢酸菌などを術前術後に投薬するわけですね．

3 | 帰宅基準と万が一の備え

A 帰宅基準

当院では術後基準として Aldrete スコアリングシステムを採用しています（表2）．術後リカバリー室にて必ず9点以上であることを確認して帰宅していただきます．

表2 Aldrete スコア

	活動性	点数
動作能力	四肢すべて	2
	いずれかの二肢*	1
	なし	0
呼吸	深呼吸と咳嗽反射可能	2
	呼吸抑制または浅く制限された呼吸	1
	無呼吸	0
循環	術前血圧と比較して	
	血圧±20 mmHg の範囲内の変動	2
	血圧±20～50 mmHg の変動	1
	血圧±50 mmHg の変動	0
意識状態	完全覚醒状態	2
	呼びかけに対して反応可能	1
	無反応	0
皮膚色調	正常	2
	青白い，悪い感じの色	1
	チアノーゼ	0

* 「一肢」とは前腕などを半肢として数えた場合に左前腕と右下腿が動けば一肢と数えます．よって両上肢が動けば二肢となります．

B 万が一の備え

術後に万が一，出血や疼痛で患者さんが不安になったときの対処法をガーゼにメモを添えてわたしておくとよいでしょう．当院のメモを図1に示します．

また，患者さんが時間外に他の病院を受診された場合は病院側の医師もどう対応してよいのかわからずトラブルの元になる場合がありますので，紹介状も事前にわたしておくの

> **肛門手術を受けられた患者様へ**
>
> ・出血は２週間程度続くことがあります．できるだけ患部を綺麗にして
> 　ガーゼと薬を貼って下さい．
> ・入浴は翌日以降にして，当日はシャワーだけにして下さい．
> ・当院時間外に強い肛門痛，大量の出血等がありましたら
> 　当院携帯(□□□-△△△-○○○○)へお電話頂くか，もしくは
> 　後方支援病院に紹介状を持参して受診して下さい．
> 　<u>決して他院を受診しないようにして下さい．</u>

図1　術後に患者さんにわたすメモ書き

○○○病院　救急科

担当医先生　御侍史

　平素より大変お世話になります．
　本日，肛門疾患の日帰り手術を施行した患者様です．時間外に大量出血，高度の肛門痛ある際には
貴院受診し，入院絶食加療をさせて頂ければ幸いです．
　お忙しい中大変恐縮ですが，宜しくお願い申し上げます．

　　　　　　　　　　　　　　　　　　　　　医療法人　宮崎そらの内視鏡クリニック
　　　　　　　　　　　　　　　　　　　　　　　　　　外科　大賀純一

図2　手術後にわたす紹介状

○○○病院　救急科

担当医先生　御侍史

　平素より大変お世話になります．
　本日，内痔核硬化療法を施行した患者様です．時間外に大量出血，腹痛ある際には貴院受診し，入
院絶食加療をさせて頂ければ幸いです。
　お忙しい中大変恐縮ですが、宜しくお願い申し上げます．

　　　　　　　　　　　　　　　　　　　　　医療法人　宮崎そらの内視鏡クリニック
　　　　　　　　　　　　　　　　　　　　　　　　　　外科　大賀純一

図3　ALTA単独療法後にわたす紹介状

がベストです．当院では日帰り手術（図2）とALTA単独療法（図3）の２種類の紹介状
を用意しています．

文　献
1）企画・監修　滝川　一，安藤　朗：特集　腸内細菌と疾患．日本医師会雑誌**149**：1533-1593, 2020

日帰り手術の環境づくり—信頼関係をつくるために　　私の肛門外科修行⑦

　Ⅵ章では術後の患者さんとのQ&Aをまとめました．本書の最後に付録として肛門疾患についての一般的なQ&Aも設けました．「肛門」は羞恥心とは切っても切れない領域ですので，患者さん目線での想定問答もクリニックの医師には必要です．同じような疾患・症状の患者さんが飽きるほど来院したとしても，患者さんにとっては自分だけの死活問題です．丁寧に応対して信頼関係を構築するよう心がけましょう．

　さて，p122で見学に際しての「さしすせそ」というのを書かせてもらいました．ちょっと話はずれますが，開業するときの「かきくけこ」というのもあります．スタッフ等との関係で，私の日頃の心がけていることとして以下に記します．

1. 「か」：感謝する．
　スタッフ，業者には「いつもありがとう」の感謝の気持ちを忘れないようにしましょう．心底思ってなくても，何かしてもらったら反射的に「ありがとう」が出るくらいにしておきます．
2. 「き」：期待しない．
　コワーカーや業者に過剰な期待は禁物です．開業に自分と同じくらい思い入れのある人は少ないと思っておいたほうが無難です．期待しないと裏切られたときのショックが少なくて済みます．
3. 「く」：口は災いの元．
　これは労務に関することで多く感じることになります．院長は威厳だけ放って，スタッフとの直接会話は必要最小限にしましょう．付かず離れずが一番です．
4. 「け」：「検討します」
　この言葉は，いろんな場面で役に立ちます．ちょっと迷ったときに使う言葉です．特に大きな買い物では即決しないほうがよいでしょう
5. 「こ」：「このたびは……」
　このフレーズで会話を始める習慣をつけておくと何かと便利です．

　余談ですが，知っておいて損はないと思います．
　Q&Aともども，日帰り手術を可能にするうえでの「良好な環境づくり」のためにお役に立てば幸いです．

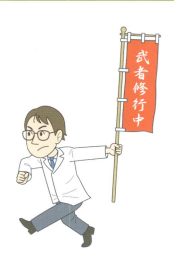

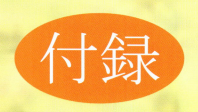

付録

よくある患者さんからの質問

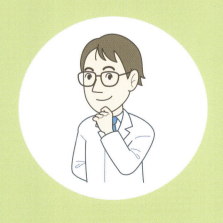

Q1　痔になったらもう辛いものは食べられないのでしょうか

「子供のころから辛い物が大好きで，激辛ラーメンは完食するし，トマトソースパスタには周りがビックリするくらいタバスコを振りかけます．そんな私がどうやら痔になったようです．しばらく辛いものを我慢していたのですが，先日久しぶりにドッサリ一味をかけて食べてしまい，今悲惨な状態です．痔は一度なってしまうともう治らないのでしょうか？　辛いものをもう食べたらいけないのでしょうか？　もしそうならすごく寂しいです（30代女性からの質問）」

A1

　結論から言いますと，きちんと治療すれば辛いものはまだまだ食べられます！

　ただし，治療前に食べてしまうと悲惨な状態となります．辛いものにはカプサイシンが多く含まれます．カプサイシンは粘膜を刺激し，充血させる作用や発汗作用があるのは周知のとおりですが，原則的に消化されずにそのまま便とともに肛門を通過します．よってヒリヒリするし，血液のうっ血が主病態であるいぼ痔（痔核）は悪化するのです．たくさん摂取すればするほどヒリヒリすることでしょう．まるでメンソレータムを目に塗るような感じです．

　ただし，ヒリヒリは一過性なので，その刺激に耐えうるだけの肛門機能をゲットすれば大丈夫です．それにはまずいぼ痔を普段から小さくしておくことが大切です．もしいぼ痔が脱出し出血するようであれば，痔核の治療をしてからヒリヒリ覚悟で辛いものを食べましょう．

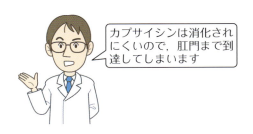

カプサイシンは消化されにくいので，肛門まで到達してしまいます

Q2　肛門の横に膨らみがあります．痔瘻でしょうか（女性のケース）

「いつからかは忘れましたが，ここ数ヵ月気になっていることがあります．排便が終わり拭く際におしりの穴の横に膨らみがあり，そこから便が出ている気がするのです．ある程度キレイになっても人差し指が当たるそこだけ便が付きます．以前テレビで痔瘻というのがあるのを見ていて，もしかしたらそれ！？と思い検索してみたのですが，今まで膿（うみ）が出たことはないです．自分で見ることができないので，お風呂入ったときに触ってみたら膨らみ自体ありません．これは何なのでしょうか？（40代前半の女性からの質問）」

A2

　女性において肛門とは違う場所から便が漏れ出るものは大きく分けて2つあります．

1）出産を経験されている場合

　出産時に腟から肛門にかけて切開を入れられた場合（会陰切開）は，ごくまれにその部位がトンネルのようになって腸へつながる場合があります．その場合，肛門とは違う"トンネル"から便が出るようになってしまいます．こちらは産科婦人科の先生が気付いて，肛門外科を紹介されると思います．

2）出産未経験の場合

　①生まれつきであれば肛門管重複症という病気がありますが，こちらはおおよそ成人するまでに気が付かれ治療される場合が多いです．

　②排便障害があり，切れ痔を伴っている場合はやはりあな痔（痔瘻）が疑われます．ただしこのパターンの痔瘻は女性に多く，膿が出るというより排便時の痛みや膨らみなどが主な症状です．女性の違う場所から便が出るという症状は多くの場合このパターンでしょう．裂肛痔瘻と呼ばれますが，この病気自体に緊急性はないので通常どおりの痔瘻の手術（日帰り可）と排便コントロールになると思われます．

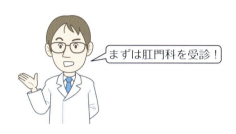

Q3　肛門のいぼを切れ痔と言われましたが，これは何ですか

「半年くらい前から排便の際に出血することがあり，鏡で肛門を見てみると2 mmほどのいぼのようなものがありました．いぼ痔になったと思い肛門科に行って診察してもらうと切れ痔と言われました．肛門の近くにある出っ張りはいぼ痔ではないのですか？と尋ねたところ，『切れ痔になったらできる付属物のようなもの』と説明してくれました．そのおまけの正式名称を忘れてしまったのですが，何だったのでしょうか？（20代女性からの質問）」

A3

　それは「見張りいぼ」だと思われます．切れ痔（裂肛）が慢性化すると，外側にお肉の塊のような硬いものができます．これが内側にできると"肛門ポリープ"と呼びます．いずれにしろ切れ痔を放置しておくと，この肉の塊が徐々に大きくなり出血したり，痒みの原因となり切除の適応になってきますので，早めの排便コントロールをしたほうがよいでしょう．

Q4　痔が飛び出てきて困っています．治せないでしょうか

「出産してから痔になってしまったのですが，特に痛みもないので放置していました．最近になって外に飛び出してくることが多くなり，お医者さんに診てもらったところ，内痔

核と外痔核があると説明され，最後に『痔は完全には治らないので上手に付き合ってください』と言われました．お尻の中に注入する軟膏が処方され，様子を見るようにとのことでした．私としては痔が飛び出してくるのを治したかったのですが，『出てきたらお尻の中に押し込んで』と言われてしまいました．せめて痔が邪魔にならない程度に小さくなってくれれば満足なのですが……（50代女性からの質問）」

A4

まずはしっかりと診断してもらうことが大切です．飛び出してくるものには，いわゆる"いぼ痔"から悪性腫瘍までさまざまです．中には放置しておくと大変なことになる疾患もありますので，少しでも説明に疑問があるときにはセカンドオピニオンを求めて他院を受診してみるのもよいと思われます．もし，確定診断が本当に痔核のみであれば注射の治療（ALTA療法）であっさり治ったりします．

Q5　病院で診察を受けていぼ痔からの出血による貧血と言われましたが，放置してよいのでしょうか

「いぼ痔らしく病院を受診しました．そのとき採血もしたのですが，結果は貧血とのことでした．お医者さん曰く，『いぼ痔から出血を繰り返したので貧血になったのでしょう』とのことでした．本格的な治療は必要なく，とりあえず自分でサプリメントでも飲んでおいて下さいと言われました．今は病院が遠いこともあって通院はしていないです．いぼ痔の症状が出たときには市販薬で何とかやり過ごしています．いぼ痔からの出血で貧血を起こした場合にそれを放置していてもいいものでしょうか？」

A5

肛門疾患が原因の出血はよくあることですが，これを放置しておくと血液を作るために必要な鉄が体内から失われるため，鉄欠乏性貧血になります．この際の貧血は急性の失血と違って，ゆっくりと貧血になっていくため御自身では気づかないことが多いでしょう．

しかし放置しておくと，立ちくらみや眩暈（めまい）などを引き起こすため治療が必要となってきます．よって，肛門出血をきたすような"いぼ痔"は早急に治療しておいたほうがよいと思われます．当然，鉄欠乏性貧血を合併しているときは鉄剤の内服が必要になってきます．

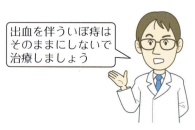

Q6 痔で伸びた皮膚を切除すべきか悩んでいます．痛みや生活への影響は大きいですか

「出産によりいぼ痔になり，4年が経過しました．肛門科を受診したところ，痔はひどくないが，肛門の皮膚が伸びてきているとのことでした．これは切除をしないとなくならないと言われ悩んでいます．日帰り手術自体は痛くないようですが，術後1〜2週間は排便時に痛いと聞きました．やはり相当痛く，不便なのでしょうか？痔自体は痛くないのでいいのですが，見た目も悪く悩んでいます（年齢不詳女性からの質問）．」

A6
　おそらくその飛び出た皮は"皮垂"のことではないかと思われます．
　いぼ痔が飛び出したり，引っ込んだりを繰り返していると肛門の皮膚に"しわ"が形成され，徐々に皮のたるみが大きくなり皮垂となります．皮垂自体に問題はないのですが，皮垂の隙間に便が残り炎症を引き起こすと痒みが出たりして日常生活に支障をきたし始めます．また女性ですと，皮が集簇していることにより審美性が気になってくるでしょう．
　そのような症状があるときには治療が必要になってきますが，基本的に根治は日帰り手術を行います．ただし，保険請求上，皮垂切除術という術式がなく，自費診療となってしまいます．したがってドクターと相談して自費で切除するか，もしくは痔核も同時に切除してもらい痔核根治術という保険適用をつけてもらうか決めればよいと思います．
　術後の痛みに関しては，結構個人差があります．一つ言えるのは，やはり排便時は1週間ほど痛いと思っていいでしょう．当院では visual analogue scale（VAS）（どうもないが"0"，我慢できないが"10"）というのを用いて痛みの評価をしていますが，おおよそ術後の患者さんは安静時0，排便時4〜5という表現をします．たまに術後に7〜8という方がいますが，皮垂程度の切除では排便時に"2"くらいだと思っていただければよいと思います．

Q7 いぼ痔の受診をするときには痔が飛び出した状態でないといけないのでしょうか

「お酒を飲んだり，辛い物を食べたりするといぼ痔が出てくるのですが，それ以外のときは出てきません．治療をしたいのですが，病院を受診するときは飛び出ている状態でないとダメなのでしょうか？また手術も出ている状態じゃないといけませんか？（40代男性からの質問）」

A7
　実際に脱出が存在すれば，診察の際に出ていなくても診断可能なので，受診時に出ていなくても大丈夫です．たとえば，いぼ痔であれば，脱出部位が赤くなっていたりするので飛び出していなくても脱出性内痔核の診断が可能です．

Q8 痔かもしれないと思うのですが，恥ずかしくて受診できません．自分で治せないでしょうか

「痔かもしれません．肛門付近にずっと違和感があって前までは排便の時にプクっとしたものが出ていて中にすぐ入ってたんですが，最近はまったく入らず，お風呂の際に押し込んでみたもののまたすぐ出てきます．ちなみに私は女子高生なのでなかなか恥ずかしくて親にも言うこともできません．痔ってひどくなったらどうなるのか，自力で治すにはどうしたらいいのか教えてください（10代女性からの質問）」

A8
　おそらく症状からするといぼ痔（痔核）や肛門ポリープの脱出が最も考えられます．肛門ポリープは悪性化することはないと言われていますので，通常は放置ですが裂肛（切れ痔）の原因になっていたり，頻繁に脱出したりすると切除の適応になります．手術方法は至って簡単で，日帰りで終わります．痛みもほとんどありません（他の病変を合併切除した場合は別です）．

　若年者では肛門外科は特に恥ずかしい分野ですので，受診するのにかなりの勇気が必要だと思います．そうなのです．受診する……肛門外科の門を叩く．それが最も難しいのです．受診さえしてしまえば，あとは皆さん笑顔でご帰宅します．肛門は口や歯と同じくらい大切です．要は入口と出口はなくてはならないのです．どうかまずは一歩を踏み出してください．

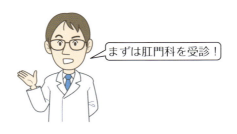

Q9 お尻を強打した後，尾骨が曲がっていると言われました．治せないでしょうか

「立ち上がるときに後ろにあった棚にお尻を強打してしまいました．そこで整形だか形成外科でX線を撮ってもらったら尾骨が内側に曲がっていると言われました．もう1ヵ月くらい円座がないと痛みで座れない状態です．このまま曲がったままで大丈夫なんでしょうか？もし治す方法があれば教えて下さい！（20代女性からの質問）」

A9
　尾骨が曲がっていたとこのことですが，2つほど考えられます．
①尾骨骨折です．これは転んだときなどによく発症します．ただ，尾骨骨折は基本的によほどの"ずれ"がなければ，そのまま保存的に経過観察です．自然に骨はくっつきますのでご安心を！ただし，ずれが高度の場合は骨がくっつかずに慢性的な痛みの原因に

なったりするため，切除する場合があります．尾骨は必要ない骨なので切除摘出しても問題ありません．

②先天的（生まれつき）です．もともと尾骨が曲がっている人もいるので，今回の殴打は関係ないのかもしれません．これであれば治療の必要はないでしょう．1ヵ月ほど痛みが続いているのでこの場合①が考えられると思います．もし改善がない場合はセカンドオピニオンで違う整形外科を受診するのもよいでしょう．

Q10 肛門から腟にかけて盛り上がっていてヒリヒリするのは痔でしょうか

「痔だと思うのですが，肛門から腟にかけてがおかしいくらい盛り上がっています．またヒリヒリするため市販薬を購入し塗ろうとしたのですが結構盛り上がっており，とても気になります．痛みはほとんどありません．これは痔でしょうか？（40代女性からの質問）」

A10

肛門と腟の間は括約筋が交差する位置で会陰小体と言われています．会陰小体が盛り上がる原因としては以下の3つが考えられます．気になる場合は肛門科の受診をお勧めします．

1）直腸瘤（p41参照）

直腸の前のほうが腟のほうに向かってポケットのように膨らむ状態．ほとんど女性で尾骨が急角度に曲がっている体型の方が多いです．曲がっていると排便の圧力が肛門ではなく腟方向へ向かうため，徐々に前方が膨れてきます．膨らんでいるときにお腹に力が入っているとほぼ間違いないと思われます．

膨らみが腟から顔を出したりしなければ，排便コントロールのみで治療可能ですが，高度の場合は手術（メッシュ挿入など）が必要となります．

2）脂肪腫（p54参照），粉瘤（p53参照）などの皮下腫瘍

肛門と腟の間の皮下に液体が溜まったり，脂肪が溜まったりする病気です．大きくなる場合は内容物を穿刺吸引したり，切除したりしないといけません．

3）肛門周囲膿瘍（p44参照）

肛門に「あな痔（痔瘻）」や「切れ痔（裂肛）」が存在し，そこからバイ菌が侵入することにより肛門の周りに「膿（うみ）」を形成します．ただ，こちらは結構痛みがでます．これは切開し，中の膿を出さないといけません．

Q11 痔は感染症と聞いたのですが，抗生物質が効くのでしょうか

「痔は細菌の感染が原因だと聞いたのですが，もし細菌が原因なら抗生物質を塗ったり，内服したりするのは有効でしょうか？（40代男性からの質問）」

A11

痔の中でも「あな痔（痔瘻）」は細菌感染が原因とされる説が有力とされているので，

あな痔にだけは抗生物質投与が有用です．他のいぼ痔や切れ痔には抗生物質は意味がないと思われます．いずれにせよ個別のケースで投与が必要かどうか，また必要な場合にどのような抗生物質がよいかは診察した医師の判断によります．

Q12 お尻が痛いのは切れ痔でしょうか．もし切れ痔なら自力で治せますか

「最近ずっと下痢や便秘が続いていたのですが，一昨日急にお尻が痛くなりました．ただ，翌日には改善したので放置していたのですが，また今日一日中痛いです．おそらく切れ痔だと思うのですが，痔以外で肛門が痛くなることはあるのでしょうか？また切れ痔なら自力で治すことは可能でしょうか？（10代男性からの質問）」

A12

痔疾患以外に肛門に痛みを生じる病気としては，Crohn病，帯状疱疹，肛門皮膚炎，粉瘤，毛嚢炎などの炎症性疾患，肛門神経症などの心身症があります．

いずれにしても痔疾患以外にも痛みを生じる病気はたくさんあるので早めに病院を受診しましょう．また切れ痔（裂肛）は基本的に自然治癒する病気ですが，慢性化すると肛門が狭くなっていきますので独断で間違った治療はしないようにしましょう．

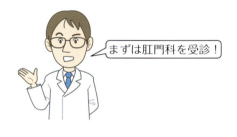

あとがき　肛門外科の「守破離」

　日本の芸道には「守破離」という教えがあります．これは，まず基礎を十分に修得し，一人前になった後，自分流を加えて新たなものを生み出していくという過程を示しています．私の場合，基礎である「守」が未熟なまま「破」や「離」へ進もうとしてしまい，うまくいきませんでした．そうした中，地道な診療と研修を重ね，ようやく答えが見え始めたころ，得たものを忘れないようにブログを始めたことが本書執筆のきっかけです．

　ブログを始めてから10年になります．わからないことがあれば学会で師範の先生方に質問し続けました．そうしてようやく「守」が安定し，自分なりの「破」を加え，現時点は「離」へ進もうとしている段階であると思います．

　本書は，私が「守」の修行をしていた時期に「もしこんな本があったら楽だったのに」と思えるような内容を執筆いたしました．基礎中の基礎から始まり，患者ファーストの立場から書かれています．診療側から見ると「少々丁寧すぎるのではないか？」と思われる箇所があるかもしれませんが，そこは読者の皆さんに必要な部分を引き出して活用していただければ幸いです．

　それでは患者さんの健康・安全と明るい肛門診療の未来のために．

2025年2月

宮崎そらの内視鏡クリニック 理事長

大賀純一

索引

和文

ア

悪性高熱症　111
悪性腫瘍　56
アスリート　121
アニオンギャップ（術中）　113

イ

一次瘻管　51,92
インフォームド・コンセント　79,82,128

エ

会陰小体　145
会陰縫線　19

オ

横中隔　8,9
乙字湯　70
オーバーサージャリー　90

カ

外肛門括約筋　8,9
開放術式（痔瘻手術）　91
括約筋温存術式（痔瘻手術）　91
括約筋間溝　8
括約筋形成術　47
化膿性汗腺炎　53
カルテへの記載方法　22
患者への説明（シート）　23,25
完全直腸脱　32,93,94
感染予防　87
嵌頓痔核　35
　──，薬物療法　70,72

キ

帰宅基準　136
機能性直腸肛門痛　61
気分安定薬　107
急性裂肛　42
局所麻酔　89,103
筋弛緩薬　109

ク

クラミジア　46
栗原分類　50

ケ

結紮切除術　86
　──，ALTA 併用療法　88
血栓除去術　89
血栓性外痔核　37,89
　──，薬物療法　70

コ

抗うつ薬　107
交感神経作用薬　107
抗凝固薬内服　20
硬結　20,21
高血圧（術中）　111
硬性下疳　46
抗精神病薬　105
抗てんかん薬　107
後方深部隙　9,10,51
肛門潰瘍　42,46
肛門狭窄　20
　──手術　92
肛門挙筋（群）　8,9
肛門クッション　8
肛門周囲膿瘍　44,145
肛門上皮びらん　45
肛門神経症　60
肛門掻痒症　57
肛門ポリープ　39,42,141
骨盤臓器脱　41
骨盤底筋不全　8,21
5% フェノールアーモンドオイル療法　74
股部白癬　58
ゴム輪結紮療法　74

サ

坐骨直腸窩　9,10,19
　──痔瘻　91,92

──中隔　10,51
サドルブロック　104,105
Ⅲ型痔瘻　91

シ

ジオン®注　74
痔核　29
　　──．患者への説明　23
　　──縮小サイン　→HSS
　　──．薬物療法　70
ジギタール（肛門指診）　19
自己臭症　60
シートン法　→seton 法
脂肪腫　54
手術前日についての説明　116
手術同意書　83
手術当日についての説明　117
手術の同意を撤回する場合についての説明　117
出血の補充（術中）　114
術後肛門診察　124
術後疼痛　83,129
術後の創部への外用薬処方　73
術後薬物療法　70-72
術前検査　102
術前（説明）シート　82
術前処置の説明　116
術中管理　111-115
授乳婦　120
小児　120
静脈麻酔　105
食事制限　130
食物繊維　132
痔瘻　49
　　──．患者への説明　24
　　──結紮療法　→seton 法
　　──根治術　90
　　──二次口　21,51,55
神経因性骨盤臓器症候群　60

ス

随伴性裂肛　42
水分喪失（術中）　114
睡眠導入薬　106
スポーツ　129
隅越分類　50
スローインダクション　110

セ

性行為感染症　46
癤（せつ）　54
切開排膿　44
尖圭コンジローマ　56
仙骨硬膜外麻酔　20,103
仙骨神経刺激療法　47
仙骨裂孔　117,118
全周性皮垂　30
全静脈麻酔　105
前処置による副作用についての説明　116
全身麻酔　109
全大腸内視鏡検査　→TCS

タ

脱肛　10
脱出　29,39
炭酸ガスレーザー　83

チ

腸内環境　131,134
直腸潰瘍形成予防　87
直腸周囲膿瘍　44
直腸脱　10,32
直腸粘膜脱　30
　　──形成手術　97
　　──症候群　34
直腸瘤　41,145
治療法選択　66

テ

低血圧（術中）　112
デジタルアノスコープ　11
電解質異常（術中）　113
点状出血　21

ト

トイレシャワー　128,129
　　──症候群　58
等浸透圧（局所）麻酔薬　20,89,103
糖尿病管理（術前・術中・術後）　114,115
ドレナージ創　87

ナ

内肛門括約筋　8,9
内痔核　29,40
難治創形成予防　87

ニ

二次瘻管　51,92
入院手術の適応（入院施設に紹介）　3,102
乳酸菌　131
入浴　129
妊婦　119

ネ・ノ

ネリザ®　72
粘膜粗造　21

膿皮症　54

ハ

敗血症　44
梅毒　46
排便ケア　131
排便コントロール　68
排便習慣　132
排便障害　66
　──，薬物療法　70
排便タイプ　133
排便評価　66
パオスクレー®　74
白癬菌　58
半閉鎖法　86

ヒ

日帰り手術後に関するQ&A（患者指導）　128-130
日帰り手術の適応　3,102
皮下腫瘍　145
皮垂　21,30,34,143
　全周性──　30
非定型的ブロック　104
ビフィズス菌　131
皮膚病変（皮膚疾患）　20,53
非麻薬性鎮痛薬　107
表面麻酔　89
貧血　142

フ

不完全直腸脱　32,93,94
副交感神経作用薬　108
不顕性直腸脱　95

不整脈（術中）　112
プロバイオティクス　135
粉瘤　53

ヘ

ヘモクロン®　70
ヘモナーゼ®　70
ヘモポリゾン®　71
ヘモレックス®　71
ヘルペス　46
ヘルミチンS®　72
便失禁　47

ホ

縫合糸　85
ボラザG®　72

マ・ミ

麻酔の説明　116,117
麻薬性鎮痛薬　107
慢性裂肛　42

見張りいぼ　34,42,141

モ

毛巣洞　54
毛嚢炎　54
毛包炎　54

ヨ

癰（よう）　54
腰椎麻酔　104
余剰皮膚　33

ラ・リ

ラリンジアルマスク　110

リンパ浮腫　87

レ

裂肛　21,42
　──，患者への説明　24
　──，薬物療法　70,72
連合縦走筋　8,9,86

欧 文

A

ACL（anal cushion lifting）法　97
Aldrete スコア　136
ALTA 単独療法　74
　——，インフォームド・コンセント　79
　——，主観的根治度　75
　——後の根治度評価　41
　——後のサーベイランス　125
　——，有害事象　75,78
ALTA 併用療法　88
ASA-PS　102

B

bridge　87
Bristol 便性状スケール　67

C

Camper 筋膜　93
coring out 法　91
Courtney 腔　9,10,19
Crohn 病の痔瘻　92
cryptoglandular infection theory　49

D

Delorme 手術　96
Douglas 窩　32

E・F

EACA（extra anal canal approach）　91

FPOT（functional preservative operative technique for anal fistula）　91

G

Gant- 三輪 -Thiersch 法　95
Goligher 分類　12
　——II 度　40
　——III 度　40
　——IV 度　29
Goodsall の法則　51

H・J

Hanley 変法　91

Hanley 法　91
HIV　46
HSS（hemorrhoid shrinking sign）　21,75

Jeep disease　54

L

lay open 法　91
LE（ligation and excision）　→結紮切除術
LIFT（ligation of intersphincteric fistula tract）　91
loose seton　92

M・N

Milligan-Morgan 法　86
mucosal suspensory ligament　10

NIS（neurogenic intrapelvic syndrome）　60

P

Parks 靱帯　10
Parks 分類　50
partial prolapse　94
potential space　8

S

seton 法　91
SIFT-IS（subcutaneous incision of fistula tract-internal sphincterotomy）　91
SNM（sacral neuromodulation）　47
SSG（skin sliding graft）　93
STD（sexually transmitted diseases）　46

T・V

TCS（total colonoscopy）66
Thiersch 法　95
tight seton　92
TIVA（total intravenous anesthesia）　105
Treitz muscle　10
Tuttle 分類　94

VAS（visual analogue scale）　12

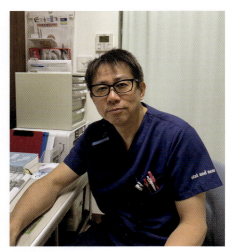

著者略歴
大賀純一（おおが じゅんいち）

奈良県大和高田市生まれ，宮崎県延岡市で育つ
1994　大分医科大学（現 大分大学医学部）卒業
1994　大分医科大学第2外科入局
2002　アメリカ留学（フロリダ病院）
2006　横浜旭中央総合病院外科
2011　宮崎善仁会病院外科
2012　宮崎そらのクリニック開業
現在　宮崎そらの内視鏡クリニック 理事長

【専門医資格など】
日本外科学会専門医
日本消化器内視鏡学会専門医
日本大腸肛門病学会指導医
日本臨床肛門病学会技能指導医
麻酔科標榜医

みんなで学ぶ 肛門外科診療 日帰り手術とプライマリケア

2025 年 4 月 15 日　発行	著　者 大賀純一
	発行者 小立健太
	発行所 株式会社 南 江 堂
	☎113-8410 東京都文京区本郷三丁目 42 番 6 号
	☎(出版) 03-3811-7236　(営業) 03-3811-7239
	ホームページ https://www.nankodo.co.jp/
	印刷・製本　小宮山印刷工業
	装丁 渡邊真介

Let's Study Anorectal Examination and Treatment : from Primary Care to Day Surgery
© Nankodo Co., Ltd., 2025

定価はカバーに表示してあります.
落丁・乱丁の場合はお取り替えいたします.
ご意見・お問い合わせはホームページまでお寄せください.

Printed and Bound in Japan
ISBN 978-4-524-21158-6

本書の無断複製を禁じます.

JCOPY 〈出版者著作権管理機構　委託出版物〉

本書の無断複製は,著作権法上での例外を除き禁じられています.複製される場合は,そのつど事前に,出版者著作権管理機構(TEL 03-5244-5088,FAX 03-5244-5089,e-mail: info@jcopy.or.jp)の許諾を得てください.

本書の複製(複写,スキャン,デジタルデータ化等)を無許諾で行う行為は,著作権法上での限られた例外(「私的使用のための複製」等)を除き禁じられています.大学,病院,企業等の内部において,業務上使用する目的で上記の行為を行うことは私的使用には該当せず違法です.また私的使用であっても,代行業者等の第三者に依頼して上記の行為を行うことは違法です.